Peter Weyland

Das psychoonkologische Gespräch

2. Auflage

Peter Weyland

Das psychoonkologische Gespräch

2. Auflage

Mit einem Beitrag von
Erhard Schneider

Mit einem Geleitwort von
Joachim Weis

Mit 8 Abbildungen

Schattauer

MIX
Papier | Fördert gute Waldnutzung
FSC® C014889

Bibliografische Information der Deutschen Nationalbibliothek
Die Deutsche Nationalbibliothek verzeichnet diese Publikation in der Deutschen Nationalbibliografie; detaillierte bibliografische Daten sind im Internet über http://dnb.d-nb.de abrufbar.

Schattauer
ww.schattauer.de
J. G. Cotta'sche Buchhandlung Nachfolger GmbH
Rotebühlstraße 77, 70178 Stuttgart
Fragen zur Produktsicherheit: produktsicherheit@klett-cotta.de

Gesetzt von Achim Theiß, Grünberg / Eberl & Koesel Studio, Kempten
Gedruckt und gebunden von Friedrich Pustet GmbH & Co. KG, Regensburg
Projektmanagement und Lektorat: Eva Wallstein, Stuttgart
ISBN 978-3-608-43242-8

1. Nachdruck, 2026

Geleitwort

Die psychosoziale Betreuung von Krebspatienten hat in den letzten Jahren zunehmend an Bedeutung gewonnen und sich unter dem Fachbegriff »Psychoonkologie« als Teil einer modernen, patientenzentrierten Krebstherapie etabliert. Im Rahmen der Zertifizierung von Organkrebszentren oder onkologischen Zentren ist die psychoonkologische Beratung und Betreuung heute ein obligatorischer Bestandteil dieser Krebszentren, wenngleich sich immer noch große Unterschiede in der Realisierung zeigen. Im Vergleich dazu ist die ambulante psychosoziale Betreuung sowie psychotherapeutische Behandlung von Tumorpatienten trotz Implementierung von psychosozialen Krebsberatungsstellen immer noch defizitär. Einen ambulanten Psychotherapieplatz als Tumorpatient zu finden, ist heute in Deutschland immer noch schwierig und für die betroffenen Patienten oft nur nach längeren Wartezeiten möglich. Durch Qualifizierung der niedergelassenen ärztlichen und psychologischen Psychotherapeuten versuchen wir seit vielen Jahren über die psychoonkologische Fort- und Weiterbildung (WPO e. V.) diesen Missstand zu beheben.

Für Ausbildungszwecke liegen heute einige Buchpublikationen zum Themengebiet Psychoonkologie vor, die die zunehmende Etablierung und Anerkennung des Arbeitsgebiets Psychoonkologie verdeutlichen. Die meisten dieser Bücher fokussieren die Versorgungskonzepte, theoretischen Grundlagen oder die wissenschaftlichen Erkenntnisfortschritte. Dies ist zweifellos von großer Bedeutung für die Entwicklung des Fachgebiets. Aus der langjährigen Erfahrung im Rahmen der Fort- und Fachweiterbildung erleben wir jedoch immer wieder, dass ein großer Mangel an praxisorientierten Fachbüchern zur Vermittlung der spezifischen Beratungs- und Behandlungserfordernisse bei Krebspatienten besteht. Der Autor des hier vorliegenden Buches, Peter Weyland, ist bereits über viele Jahre auch als Dozent im Rahmen der Fort- und Weiterbildung Psychoonkologie tätig. Sein Buch ist aus der langjährigen psychotherapeutischen Praxis mit Krebspatienten entstanden und gibt eine praxisorientierte Übersicht zu konkreten psychotherapeutischen Vorgehensweisen in der Behandlung von erkrankungs- oder behandlungsbezogenen psychosozialen Problemen und Folgestörungen aus Sicht des Arztes und Psychotherapeuten.

Es gliedert sich in zwei große Abschnitte. Der erste Abschnitt befasst sich mit der Kontaktaufnahme und dem Erstgespräch; der zweite Teil folgt den spezifischen Problemen entlang des Verlaufes einer Tumorerkrankung und den dabei auftretenden Besonderheiten und Problemlagen, beginnend mit der Mitteilung der Diagnose, über die Verarbeitung der Prognose, dem Umgang mit Folgen der Therapie, den möglichen Spätfolgen und dauernden Einschränkungen sowie den Problemen, die sich für die Patienten nach einem Rezidiv oder einem Fortschreiten der Erkrankung aufzeigen lassen, bis hin zur palliativen und terminalen Phase. Die Darstellung folgt mit kleinen Abänderungen je nach Abschnitt einer Struktur, nach der – entlang der speziellen Problemsituationen – zunächst typische Gesprächsequenzen aus verschiedenen Fallgeschichten wiedergegeben werden, die dann in einem zweiten Schritt strukturiert und analysiert werden. Dadurch werden die Besonderheiten des psychotherapeutischen Vorgehens in der Behandlung von Krebspatienten sehr anschaulich wiedergegeben und als mögliche Handlungsanleitungen verdeutlicht. Peter Weyland hat bewusst in einem ansprechenden und praxisnahen Erzählstil geschrieben. Zugleich wird so auch seine Haltung deutlich, wie man sich als professioneller Helfer und Psychotherapeut den Krankheitserfahrungen der Patienten annähern kann. Hierbei wird ein offener und respektvoller Blick eingenommen, der die Achtung vor der jeweiligen individuellen Verarbeitungskompetenz des Patienten vermittelt, ohne die darin gründende professionelle Haltung des Psychotherapeuten als Gesprächspartner und Wegbegleiter aus dem Auge zu verlieren. Der Autor vermittelt die Inhalte auf der Basis eines integrativen und ressourcenorientierten Psychotherapieansatzes. Er führt anschaulich durch die für Krebspatienten oft nicht leicht zu erfassenden Übergänge zwischen körperlichen und seelischen Beschwerden und bündelt sie in einem spezifischen, auf die individuellen Problemlagen ausgerichteten therapeutischen Arbeitsansatz. Besonders wichtig dabei ist, dass gleichzeitig auch die eigene Situation des psychotherapeutisch tätigen Psychoonkologen reflektiert wird in seiner spezifischen Situation als Begleiter von Patienten, bei denen nicht selten der Verlauf der Erkrankung die Grenzen des psychotherapeutischen Handelns bestimmen. Themen wie Burnout und Umgang mit den eigenen Belastungen werden ebenfalls thematisiert und dienen der Sensibilisierung wie auch einer Hilfestellung für Psychotherapeuten, mit diesen besonderen Belastungen umgehen zu lernen.

Das Buch ist aus der Praxis heraus für die Praxis geschrieben: Der Autor folgt der Chronologie der Erkrankung – beschreibend, mit zahlreichen Fallbeispielen und der Wiedergabe konkreter Behandlungssequenzen oder Situationsschilderungen. Hierbei verzichtet Peter Weyland weitgehend auf die Darlegung theoretischer Grundlagen oder fachlicher Hintergründe. So wird man neuere Entwicklungen der Psychotherapieforschung im Bereich der Psychoonkologie oder die Weiterentwicklung des Coping-Konzeptes vergeblich suchen. Das Buch ist vielmehr ein Handlungsleitfaden und bietet zugleich zahlreiche Anregungen für die Erarbeitung einer individuellen Haltung als psychoonkologischer Psychotherapeut. Inhalte wie die Gestaltung eines Erstgesprächs, die Fokussierung des Problems, die Verbesserung der Krankheitsverarbeitung oder die Bestimmung des Behandlungsauftrags sind vor allem auch für diejenigen Kolleginnen und Kollegen hilfreich, die sich in das Arbeitsgebiet der Psychoonkologie einarbeiten wollen und sich praktische Orientierungshilfen wünschen. Aber auch der langjährig erfahrene Praktiker kann von zahlreichen Anregungen aus den umfangreichen und gut aufbereiteten Erfahrungen des langjährig tätigen ärztlichen Psychotherapeuten profitieren.

Der Autor ist primär Praktiker und das Buch eine sehr persönliche Darstellung seiner langjährigen Tätigkeit als ärztlicher Psychotherapeut in einer ambulanten Psychotherapiepraxis. Aus dieser Perspektive gibt das Buch wichtige Hilfestellungen für den psychotherapeutischen Umgang mit an Krebs erkrankten Patienten. Man muss sich daher auch nicht mit allen Inhalten einverstanden erklären, um von diesem Buch zu profitieren. Als Praktiker wird der Autor an manchen Stellen zu einer Auseinandersetzung anregen und zu einem Diskurs auffordern. Insofern ergänzt das Buch in besonderer Weise die zahlreichen Fachbücher zur Psychoonkologie der letzten Jahre und schließt dadurch eine Lücke zwischen den sich bisher vorwiegend im Bereich der Forschung und Konzeptentwicklung der Psychoonkologie ansiedelnden Fachbücher.

Ich wünsche diesem Buch viele interessierte Leser, verbunden mit der Überzeugung, dass es ihnen hilfreich sein wird, nicht nur die ihnen anvertrauten Patienten auf deren persönlichem Weg durch die Krankheit zu begleiten, sondern auch den eigenen, persönlichen Weg und das eigene Profil als psychoonkologischer Psychotherapeut zu finden.

Freiburg, im Juni 2013

Joachim Weis

Vorwort zur 2. Auflage

»Ich wollte und will kein Lehrbuch schreiben – sondern von Gesprächen erzählen: von Gesprächen mit Krebspatientinnen und Krebspatienten, von Gesprächen, die ich geführt habe als Arzt, als Psychotherapeut, zuweilen aber auch als selbst Betroffener. Dabei liegt der Schwerpunkt auf ***dem Gespräch****, das ich als Therapeut und psychoonkologisch tätiger Arzt mit den Patienten führe. Dieses Buch soll auch kein Ersatz für ein ordentliches Lehrbuch sein, es gibt einige sehr gute davon.«*

Das alles sagte ich vor dem Erscheinen der 1. Auflage. Nun erscheint das Buch in 2. Auflage, es wird also genutzt.

Wir haben noch zwei Kapitel ergänzt: Die Anmerkungen zur »Struktur der weiteren Gespräche« haben sich zum großen Teil aus Fragen im Rahmen von Fortbildungsveranstaltungen ergeben. Das Kapitel von Erhard Schneider über »Fatigue oder die unendliche Müdigkeit« erschien uns besonders wichtig, da diese Folge der Erkrankung und/oder Behandlung immer deutlicher ins Bewusstsein rückt und beachtet werden muss.

Nach wie vor wollen wir weniger lehren als erzählen. Dass ich dabei auch von eigenen Erfahrungen berichte, hat einen doppelten Grund: Ich möchte mich nicht verstellen und so tun, als ob manche Erfahrungen mir von anderen berichtet worden wären, obwohl es meine eigenen sind. Und ich möchte die Tabuisierung der Krebserkrankung nicht mitmachen. Wenn ein Arzt eine künstliche Hüfte bekommen oder einen Herzinfarkt überstanden hat, dann hat er keinerlei Schwierigkeiten damit, dies auch den Patienten zu erzählen oder sich bei Tagungen und Diskussionen auch auf seine eigenen Erfahrungen zu beziehen. Wenn er jedoch von seiner Krebserkrankung berichtet, dann wird es still.

Immer wieder begegnete mir so eine vorsichtige Art mit mir umzugehen und eine Andeutung dergestalt, dass man es befremdlich findet, wie ich mit meiner Krebserkrankung »hausieren« gehe. Vielleicht unterstelle ich dies nur meinem Gegenüber, weil ich selbst früher auch so dachte und große Hemmungen hatte, von meiner Krankheit öffentlich zu berichten. Es hat aber auch einen Vorteil, von meiner Krankheit zu berichten, denn als Krebspatient habe ich auch immer einen Bonus. Es ist weniger Mitleid, das ich dabei erlebe, sondern eher ein Interesse mit Gänsehaut, so als ob ich Überlebender einer grausigen Begegnung mit einem Monster sei. Man traut sich nicht so recht zu fragen, aber möchte doch ganz gerne hören, was der Überlebende zu berichten hat – vielleicht in der Hoffnung, es auch zu überstehen, falls man selbst einmal in diese Situation kommt.

Erstmals bewusst wurde mir dieser Bonus, als eine Zuhörerin nach einem Vortrag meinte, ich sei der erste Referent, der sich auch einmal über Krebspatienten lustig machte und von heiteren Seiten der Behandlung erzählte. Da wurde mir klar, dass ich das nur durfte, weil ich selbst Betroffener bin.

Die Gliederung des Buches folgt zwar einer gewissen Chronologie der Erkrankung – die Gespräche beginnen aber eigentlich »mittendrin«, nämlich dann, wenn ich als Psychoonkologe dem Patienten begegne. Dann hat dieser natürlich schon einiges hinter sich. In der Regel hat er schon den diagnostischen Prozess und die Akutbehandlung durchlaufen. Doch für mich ist es die erste Begegnung mit dem Patienten oder der Patientin und so beginne ich hier mit meiner Schilderung. Es folgen dann ein Rückblick auf das, was der Patient schon hinter sich hat, und ein Ausblick auf den möglichen weiteren Verlauf.

Ich kann mir gut vorstellen, dass diese Gliederung auch etwas Erschreckendes an sich hat, dass man entsetzt reagiert bei der Vorstellung, was alles auf einen zukommen kann. Doch es ist glücklicherweise nicht so, dass jeder alles durchmachen muss. Mehr als die Hälfte aller Krebspatienten wird wieder gesund, etwa so viele wie nach einem Herzinfarkt.

Alle Möglichkeiten kann ein solches Buch natürlich nicht schildern und mit Sicherheit habe ich auch noch nicht alles erlebt, was es in diesem Bereich gibt, sondern kann nur einen Einblick in meine psychoonkologische »Werkstatt« geben.

So versuche ich weiterzugeben, was ich selbst an Erfahrungen machte, was meine als psychologische Psychotherapeutin, ebenfalls mit Krebspatienten arbeitende Frau mir berichtete und was ich in unserer sehr aktiven Intervisionsgruppe an Erfahrungen meiner Kolleginnen und Kollegen teilen konnte. Diese Gruppe trifft sich nun schon seit über zehn Jahren regelmäßig und in konstanter Zusammensetzung, sicher ein Hinweis darauf, wie hilfreich, ja notwendig diese kollegiale Unterstützung bei dieser Arbeit ist. Dabei geht es dann nicht nur um Fragen des therapeutischen Vorgehens, sondern auch um die eigene Betroffenheit in diesen oft sehr bewegenden Situationen, die wir mit unseren Patienten erleben. Eine Betroffenheit, die ein hohes Maß an Abgrenzungsfähigkeit von uns fordert, um nicht auf Distanz gehen zu müssen.

Das Schreiben dieses Buches hat diese Betroffenheit immer wieder mobilisiert und die Patienten waren plötzlich wieder gegenwärtig und so präsent, dass ich eigentlich noch mehr in direkter Rede hätte berichten können. Namen und weitere persönliche Daten habe ich natürlich verändert, zuweilen auch die Diagnose, ohne dadurch die Aussage zu verändern. Diese Berichte sind keine Gesprächsprotokolle im engeren Sinne, sie sind nachempfunden, gerade wenn die Patienten selbst zu Wort kommen und berichten. Die Intensität des Geschehens, selbst wenn der äußere Anlass gering erscheint, und die Unmittelbarkeit existenzieller Fragen, um die es meist geht, machten die Ereignisse so gegenwärtig, dass ich glaubte, es sei gestern erst gewesen.

Erwähnen will ich auch, dass ich die Gespräche nur mit einer gewissen Auswahl von Krebspatienten führe, die entweder aus eigenem Antrieb oder auf Empfehlung des Hausarztes oder Onkologen Hilfe suchen. Das tut nur der kleinere Teil aller Krebspatienten. Die Mehrheit nimmt während der Erkrankung keine psychoonkologische Hilfe in Anspruch. So berichte ich auch nicht von einem »normalen« Verlauf – doch es ist normal, dass einem diese Fragen begegnen, um die es hier geht.

Nun möchte ich mich noch bei Frau Eva Wallstein vom Schattauer Verlag bedanken, die das Buch im Entstehen und bei der 2. Auflage begleitete, und bei Herrn Lars Wilker, der mir als Lektor mit vielen hilfreichen Fragen und Anregungen zur Seite stand.

Ingoldingen, im August 2017 **Peter Weyland**

Inhalt

Das Erstgespräch und die weiteren Gespräche

1 Mythos Krebs ... 3

2 Die erste Begegnung ... 7

Das strukturierte Gespräch ... 7

Erläuterungen zum strukturierten Gespräch ... 9

Der Ablauf des strukturierten Gesprächs ... 11

Ziele des strukturierten Gesprächs ... 16

3 Das empathische Eingehen auf die Beschwerden des Patienten ... 19

4 Die Logik der Gefühle ... 23

Gefühle kennen keinen Widerspruch ... 24

Gefühle kennen keine Abstraktion, sind konkretistisch ... 24

Gefühle kennen keine Abstraktion, verstehen daher auch keine Verneinung ... 24

Gefühle kennen nur zeitlich-assoziative, keine kausalen Zusammenhänge ... 25

Gefühle sind zeitlich nicht gerichtet ... 27

Gefühle sind verschiebbar ... 27

5 Die Belastung von Patient und Therapeut 29

Die Belastungen des Patienten 29

Die Belastungen des Therapeuten 32

Abgrenzung vom Leiden des Patienten 32

Belastung durch die eigenen Reaktionen 32

6 Bewältigungsstrategien 37

Bewertungsorientiertes Coping 38

Logische Analyse 38

Kognitive Umdefinition 38

Kognitives Vermeiden 39

Problemorientiertes Coping 40

Bemühen um Information und Hilfe 40

Problemlösendes Handeln 41

Streben nach neuen Aufgaben 41

Emotionsorientiertes Coping 42

Affektive Steuerung 42

Emotionale Entladung 43

Akzeptanz 43

7 Die Struktur der weiteren Gespräche 45

Die Zielsetzung 45

Die Situation des Therapeuten 45

Die Situation des Patienten 48

Elemente des Gesprächs 49

Ressourcen des Patienten 51

Die Wegstrecken

8 Vom Verdacht zur Diagnose ... 55

Diagnostik gestern und heute ... 55

»Das war schon lustig, wie ich von meinem Krebs erfahren habe« . 56

9 Das Mitteilen der Diagnose (»breaking bad news«) .. 61

Der Überbringer der schlechten Nachricht ... 61

Die zweite Diagnose ... 64

10 Die Prognose ... 67

Die offene Prognose ... 67

Hilfreiche Information ... 69

Leben mit Besuchervisum ... 69

Leben mit der Unsicherheit ... 70

11 Fragen über Fragen ... 73

Was habe ich falsch gemacht? ... 73

Kann das sein? ... 73

Ist Krebs eine Strafe? ... 76

Gibt es die Krebspersönlichkeit? ... 77

Ist Krebs eine psychosomatische Krankheit? ... 78

Was hat das Ganze für einen Sinn? ... 80

Theodizee ... 84

12 Die Therapieentscheidung ... 87

Keine Chemotherapie? ... 87

Die Zweit- (oder Dritt-)Meinung ... 88

»Ich bin ein Augenmensch« ... 89

13 Die Akutbehandlung ... 93

Die Vorbereitung ... 93

Komplikationen ... 95

Die Reha ... 98

14 Behandlungsfolgen ... 103

Der Kapitän ... 103

»Was bin ich denn noch wert?« ... 105

»Wo sind meine Freunde geblieben?« Zaungespräche ... 108

15 Fatigue oder die unendliche Müdigkeit ... 111

Erhard Schneider

16 Remission – die Ruhe nach dem Sturm ... 117

»Die Angst läuft immer mit mir mit ...« ... 118

Gibt es keine anderen Möglichkeiten? ... 120

Alte Wunden brechen auf ... 126

»Vom Ende her leben« ... 129

Arztbriefe, Atteste, Gutachten –
und das Recht auf informationelle Selbstbestimmung ... 133

17 Das Rezidiv, die Metastase ... 137

Chaos – das Bild der Biberacher Malerin Cornelia Baur-Dilger ... 137

Enttäuschung ... 138

18 Die Palliation ... 139

»Ich lasse mich nicht vom Zivi duschen!« ... 139

Ums Leben betrogen ... 143

19 Das Ende der tumorspezifischen Behandlung 145

20 Die Aussöhnung mit dem Ende 147

Und was wird dann sein? 147

»Ich hätte es so gerne noch miterlebt ...« 150

Wann war ein Leben etwas wert? 151

Literatur 153

Sachverzeichnis 155

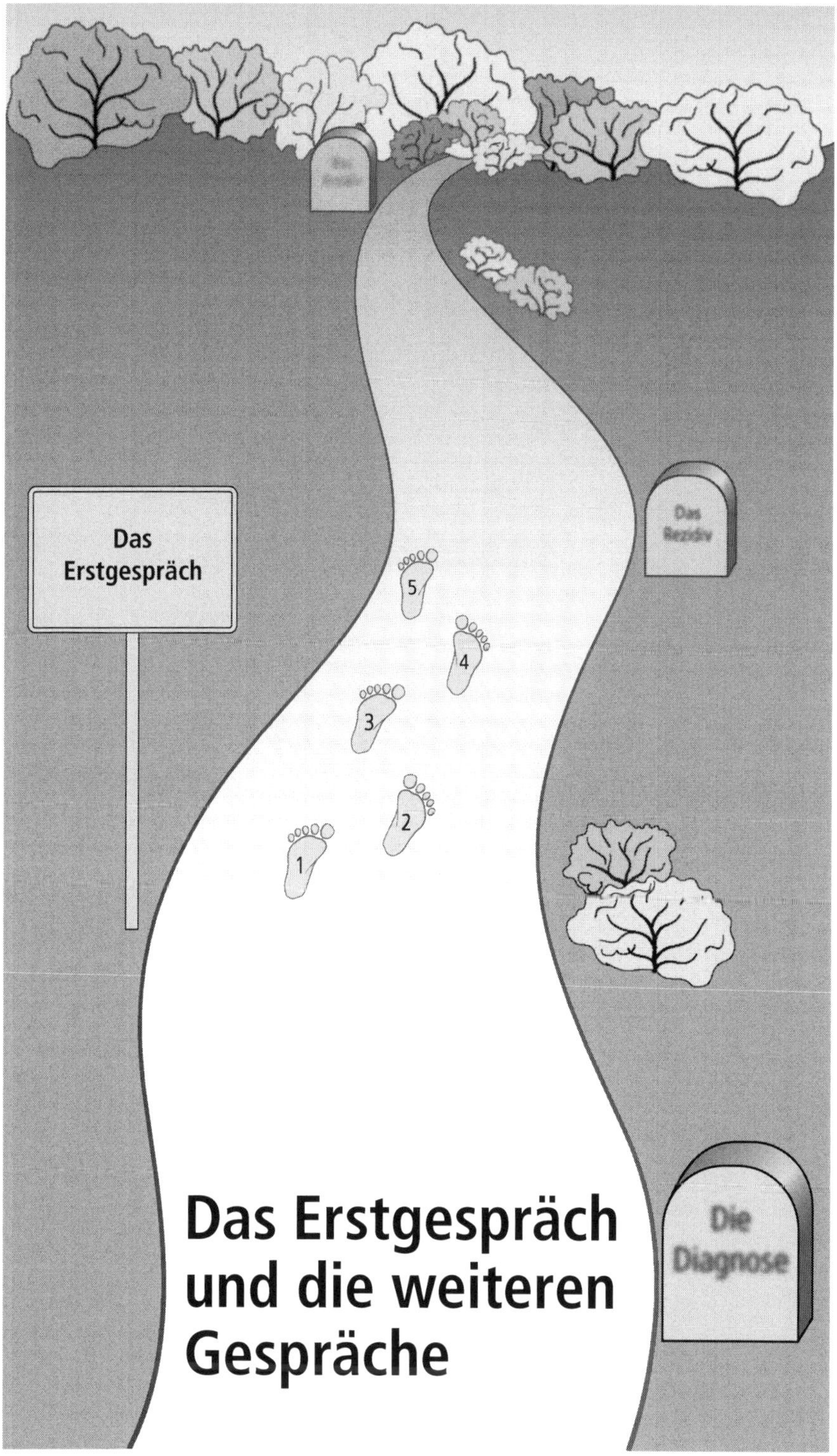

Das Erstgespräch und die weiteren Gespräche

1 Mythos Krebs

Wenn von Krebs die Rede ist, erstarren wir – es wird dunkel. Alle werden ernst, besorgt, wir sprechen über das absolut Böse. Krebs, das Schlimmste, was man sich vorstellen kann. Auch in unserem Sprachgebrauch steht der Krebs für das Böse schlechthin. So berichtet die TU Berlin am 17. 9. 2012 von einem Forschungsprojekt, das Metaphern untersucht, die Gewalt beschreiben und zitiert die FAZ vom 17. 9. 2001: »Fundamentalistischer Terrorismus ist ein Krebsgeschwür im Islam.«

Die Bezeichnung »Krebs« für einen »bösartigen« Tumor entstand schon in der griechischen Antike. »Carcinoma« (Krebs) geht zurück auf die griechischen Bezeichnungen »karkinos« für Krabbe und Krebs sowie »-oma« für Beule. Seit der Zeit des griechischen Arztes und Universalgelehrten **Galen**, der im 2. Jahrhundert v.Chr. in Pergamon, Alexandria und Rom lebte, hat sich diese Bezeichnung etabliert, sie wurde aber auch früher schon verwendet. Die Bezeichnung entstand wohl aus der Ähnlichkeit der Venenzeichnung rund um den Nabel, wenn sich das Blut aufgrund eines Bauchtumors oder einer Leberzirrhose staut, mit dem Bild eines Krebses, aber auch dem »Caput medusae«. So lautet auch die medizinische Bezeichnung für diesen Venenstau. Er galt als Zeichen für den nahen Tod – als ein »Signum mali ominis«.

Dieses »böse Vorzeichen« entspricht dem Erstarren beim Anblick des Medusenhauptes, bei dessen Anblick jeder Mensch zu Tode erschrak. Medusa, einer ursprünglich bildschönen Gorgone, eine griechische Halbgöttin, hatte ein Fluch der Athene dieses schreckliche Aussehen beschert: Statt der ursprünglichen Haarpracht umgaben nun Schlangen ihr Haupt.

So war von jeher die Diagnose einer Krebserkrankung mit Todesangst verbunden, früher auch zu Recht, denn der »bösartige« Tumor führte durch ungezügeltes Wachstum und durch die Bildung von Tochtergeschwülsten fast regelmäßig zum Tode. Trotz aller Fortschritte der Medizin und den bei einigen Tumorentitäten mittlerweile durchaus günstigen Heilungsaussichten hielt sich diese Einstellung. Nach wie vor gilt Krebs als schrecklichste aller Krankheiten oder, wie Siddhartha Mukherjee (2012) sein Buch über den Krebs betitelt, als »Der König aller Krankheiten«.

Heinrich Egli (1996), Arzt und Psychosomatiker aus St. Gallen, schilderte auf beeindruckende Weise die Bedeutung des Kampfmythos, wenn wir über Krebs sprechen. Heute ist es uns selbstverständlich, dass wir den Krebs mit »Stahl und Strahl« bekämpfen, das »Arsenal der Chemotherapie« einsetzen und die stärksten Kämpfer im Körper, die »Killerzellen« mobilisieren.

Das ist die Sprache des Krieges, die Metapher des Kampfes, die eine lange Tradition in Philosophie und Glauben hat. Der Kampf zwischen Himmel und Hölle, der ewige Kampf Gut gegen Böse – in der Krebserkrankung findet er seinen modernen Ausdruck.

Aber diese Wahl der Sprache macht Angst, lähmende Angst, und so folge ich gerne dem Vorschlag von Heinrich Egli, eine andere Metapher zu wählen. Ich bevorzuge das Bild der Reise, das Bild des Weges.

Als ich von meiner eigenen Krankheit erfuhr, als der Tumor diagnostiziert wurde, wusste ich, dass ich an einem wichtigen Wegkreuz stehe. Es wird nicht so weiter gehen wie bisher und ich werde einen Weg ins Ungewisse antreten. Es war ein Schock, ich hatte schreckliche Angst, wusste aber, dass mir keine andere Wahl blieb, als diesen Weg zu gehen. Dabei stellten sich mir zwei Fragen.

■ Wen habe ich für diesen Weg als Begleiter?

Er muss den Weg noch nicht selbst gegangen sein, aber er sollte eine Vorstellung davon haben, was uns begegnen könnte, sollte gut zu Fuß sein, gut ausgerüstet und ausdauernd.

Bin ich **Patient**, so wünschte ich mir einen treuen Begleiter, einen, der bei mir bleibt, auch wenn es gefährlich wird, einen, der mit Ernst dabei ist, aber auch über ausreichend Humor verfügt und auch die Heiterkeit kennt.

Als **Arzt und Psychotherapeut** möchte ich mit meinen Patienten nicht in den Krieg ziehen, bin aber gerne bereit, als Begleiter mit ihnen diesen Weg ins Ungewisse anzutreten. Sicher, oft ist es ein schwerer Weg und wir wissen nicht, wie lang er für den Patienten ist, ob er wieder nach Hause kommen wird und welchen Gefahren er begegnet.

Ich weiß aus eigener Erfahrung, dass wir dabei Freunde verlieren, aber ich weiß auch, dass wir bei vielen Begegnungen neue gewinnen werden. Letztlich gewiss ist nur die Herausforderung, sich auf einen Weg zu begeben, der für jeden ein anderer ist. So kann ich nicht die Vielzahl unterschiedlicher Wege schildern, dafür aber die Wegstrecken.

■ Welche Wegstrecken haben wir vor uns?

Nur wenige der Patienten müssen alle Wegstrecken gehen, aber alle sind möglich und alle gehören zur Krankheit Krebs:

- vom Verdacht zur Diagnose,
- Mitteilung der Diagnose,
- Entscheidungen für die »richtige« Therapie,
- Primärbehandlung mit Operation, Bestrahlung, Chemotherapie und Anschlussheilbehandlung,
- Remission oder das erkrankungs- und behandlungsfreie Intervall mit möglicher Heilung,
- Rezidiv, die Metastase mit erneuter Behandlung,
- Palliation,
- symptomatische Behandlung mit Verzicht auf weitere tumorspezifische Therapien,
- Ende des Weges im Hospiz oder zu Hause,
- Möglichkeit eines Sterbens in Würde.

Glücklicherweise müssen viele nur einen kurzen Weg gehen: von der Diagnose über die Therapie und eine dauerhafte Remission bis zur Heilung. Aber auch ihnen bleibt die Angst ein ständiger Begleiter – die Angst, sie könnten noch einmal auf diesen Weg geschickt werden, sie könnten doch noch nicht in Sicherheit sein.

Aber beginnen wir nun mit den konkreten Gesprächen.

2 Die erste Begegnung

Das strukturierte Gespräch

An dieser Stelle möchte ich als Erstes die fünf Schritte des psychoonkologischen Erstgesprächs an einem Fallbeispiel darstellen.

> Eine Krebspatientin war angekündigt und ich saß einer gesund aussehenden Frau gegenüber, die mir wortgewandt und freundlich ihre Situation schilderte. Sie machte keinen Hehl aus der Skepsis, mit der sie die Aufforderung ihres Hausarztes befolgte, sich psychoonkologische Hilfe zu suchen. Sie betonte gleich, dass bei ihr alles in Ordnung sei, sowohl ihre Kindheit als auch ihre Ehe und die gegenwärtige Familiensituation – nur …

Meine Frage, was sie dann zu mir führe, beantwortete sie sehr klar.

> Sie selbst denkt eigentlich, sie sei mit ihrer Krankheit bisher recht gut zurechtgekommen. Sie kommt auch nur, weil der Hausarzt ihr versprochen hat, dass ich nicht in ihrer Vergangenheit oder Partnerschaft herumstöbere.
> Dann berichtet sie von ihrer Krankheit. Sie hatte einen Tumor, der die Gallenblase und einen Teil des Darmes einschloss. Sie war vor zwei Jahren in einer rund sechsstündigen Operation von diesem Tumor befreit worden und hatte sich anschließend so gut erholt, dass sie glaubte, die Krankheit überwunden zu haben. Umso entsetzter reagierte sie, als sich ein Jahr später bei einer Nachuntersuchung elf Metastasen in der Leber zeigten, die sehr rasch gewachsen sein mussten, sie hatten schon eine beträchtliche Größe angenommen. Da eine operative Behandlung nicht möglich war, blieb nur die Chemotherapie. Das Mittel, das sie einnahm, hatte in anderen Fällen bereits gute Erfolge bei der Behandlung der Leukämie gezeigt. Der Tumor der Patientin war damit zwar nicht zur Ausheilung zu bringen, aber es bestand die berechtigte Hoffnung, das Wachstum der Metastasen bremsen oder gar aufhalten zu können. Sie wusste, dass sich die Zellen an das Präparat gewöhnen können und sie in absehbarer Zeit auf ein anderes würde umsteigen müssen, das ähnlich wirkt, aber mit stärkeren Nebenwirkungen verbunden ist.

Sie schilderte alles klar und eindeutig, sodass ich mir schon nach wenigen Minuten ein Bild von ihrer Situation machen konnte und ihr nun mit einer **würdigenden Rückmeldung** antwortete.

Mit würdigender Rückmeldung ist gemeint, dass ich mit meiner Erwiderung der Patientin mitteile, wie ich sie verstanden habe, und dies auf eine Weise erfolgt, die ihr Leiden und ihre Art, damit umzugehen, würdigt. Das klingt dann beispielsweise so: »Nun, ich kann mir vorstellen, was für eine schwere Zeit Sie hatten, was Sie alles durchgemacht haben und dass sich Ihr Leben dadurch grundlegend verändert hat. Wenn Sie sich das alles einmal vergegenwärtigen, was ist dann für Sie im Moment am schwersten auszuhalten? Was belastet sie am meisten?«

Ihre Antwort war wiederum sehr klar.

> »Mit der Krankheit selbst komme ich ganz gut zurande, auch mit den Nebenwirkungen, da konnte ich mich mit der Ernährung gut darauf einstellen. Ich weiß, dass ich viel Wasser einlagere, deshalb achte ich auf meine Art zu trinken, bewege mich sehr viel usw. Ich denke, dass ich mich damit gut arrangiert habe, traue mich aber nicht, es meinen Eltern zu ›verraten‹. Sie wissen zwar von meinem Tumor und der Operation, aber nichts von den Metastasen. Wenn mein Vater es erfährt, dann stirbt er vor Angst.«
> Schwierig wird das Ganze dadurch, dass sie mit ihren Eltern in einem Haus wohnt. Sie leben in einer kleinen Stadt, in der sie jeder kennt und »wenn einer es weiß, wissen es alle«. So blieb es ein Geheimnis zwischen ihr, ihrem Mann und der Tochter.

Habe ich nun also von der Patientin erfahren, was für sie die größte Belastung bedeutet, kann ich mir das Hauptproblem in der gegenwärtigen Situation vorstellen. Es erscheint mir sehr kompliziert, ich sage ihr dies auch – wiederum im Sinne einer würdigenden Rückmeldung – und schließe die nächste Frage an: »Wenn ich das recht verstanden habe, dann müssen Sie das schon über ein Jahr lang geheim halten. Das stelle ich mir aber sehr schwierig vor, wie schaffen Sie denn das?«

> Die Patientin schaut mich etwas verwundert an, hat diese Frage wohl so nicht erwartet, antwortet dann aber sehr selbstbewusst: »Ach wissen Sie, das schaffe ich schon. Ich habe jahrelang ein Küchenstudio geleitet, ich weiß, wie ich mich gut herrichten kann, sodass ich gesund und munter aussehe. Ich kann auch gut Theater spielen, und wenn es gar nicht mehr geht, dann denke ich mir eine Ausrede aus, bleibe zu Hause, verstecke mich einfach.«

Wiederum kommt meine Antwort im Sinne einer würdigenden Rückmeldung: »Das stelle ich mir sehr schwer vor, obwohl ich mir auch im Klaren darüber bin, dass Sie mit dieser Fähigkeit in Ihrem Beruf und in verschiedenen Alltagssituationen sicher viel Erfolg haben. In Ihrer jetzigen Situation kostet das aber sehr viel Kraft. Wo holen Sie denn die Energie dafür her, wo tanken Sie auf und wo können Sie Kraft schöpfen?«

> Nun bekommt sie feuchte Augen, wie viele meiner Patienten bei dieser Frage und muss eine Weile nachdenken. Sie antwortet dann sehr bewegt, dass sie im Wesentlichen in ihrer Familie Kraft schöpfen kann, bei ihrem Mann und ihrer Tochter, auch in der Natur, wenn sie mit ihrem Hund spazieren geht und in ihrem Glauben, in dem sie sich geborgen fühlt, wenn sie im Gebet wieder Kraft bekommt. Sie hält dann kurz inne und bemerkt: »Aber langsam geht mir die Kraft aus.«

Ich sage ihr, dass ich das nachvollziehen kann, und schließe eine Frage an: »Wie kann ich Ihnen denn helfen?«

> Ihr Gesicht hellt sich wieder etwas auf, sie wischt die Tränen aus den Augen und meint: »Na ja, wenn Sie mir helfen könnten, es meinen Eltern irgendwie schonend beizubringen, sodass ich nicht mehr Theater spielen muss, und wenn Sie mir helfen könnten, wieder zu Kräften zu kommen.«

Von dieser Antwort ausgehend können wir dann gemeinsam eine **ungefähre Zielvorstellung** entwickeln. Wir beenden das Gespräch und vereinbaren einen neuen Termin, um die Situation weiter zu klären und zu überlegen, wie wir weitermachen könnten.

Erläuterungen zum strukturierten Gespräch

Betrachten wir dieses Gespräch etwas genauer: Zum einen sind diese fünf Schritte eine sehr klare **Struktur**, die notwendig ist, da wir häufig in Versuchung geraten, die Patienten ihr Leid doch etwas ausführlicher schildern zu lassen. Selbstverständlich sind wir daran interessiert zu erfahren, was sie durchgemacht haben, aber schnell ist eine Stunde vergangen und wir haben viele wichtige Dinge noch nicht besprochen, haben noch keine Vorstellung von der Situation der Patienten und von der Hauptbelastung, die sie tragen müssen.

Zum anderen muss auch ein Aspekt aus der Psychotraumatologie beachtet werden: die Gefahr der **Retraumatisierung**. Bevor wir die Patienten ausführlich berichten lassen, sollten wir uns mit einer oberflächlichen Schilderung der Fakten begnügen, da wir noch nicht wissen, wie weit die Patienten durch das Erlebte traumatisiert wurden. Sollte dies der Fall sein, riskieren wir durch eine ausführliche Schilderung ein erneutes Eintauchen in die traumatisierende Situation und möglicherweise eine erneute Traumatisierung.

> Es ist deshalb schonender, früh nach der Belastung zu fragen und nicht durch einen ausführlichen Bericht das Erlebte zu mobilisieren.

Auch ist Ihnen vielleicht aufgefallen, dass von psychopathologischen Symptomen gar keine Rede war, sie spielten im Gespräch keine Rolle. Es ging nicht um Symptome, es ging um Belastungen. Dies zu betonen ist deshalb so wichtig, weil vor allem wir ärztlichen Therapeuten so ausgebildet sind, dass wir auf hoch spezialisierte Weise sehr aufmerksam auf Symptome reagieren, sie abfragen oder beobachten. Aus diesen zusammengetragenen Symptomen bilden wir dann unsere Diagnose – und wenn diese gestellt ist, ist der nächste Schritt nicht mehr weit. Entweder kennen wir schon die angemessene Therapie oder wir können uns informieren und finden sie dann (hoffentlich).

Dies ist nicht der Weg bei psychoonkologischen Patienten – man könnte vereinfachend sagen: Sie haben schon eine Diagnose und brauchen keine weitere.

Es geht in der psychoonkologischen Begleitung darum, dass wir diese Patienten nicht pathologisieren dürfen. Es ist wichtig, die Probleme zu verstehen und sich die Belastungen vorstellen zu können. Obwohl die Ängste, die Depressionen, die Schlafstörungen, die Vielzahl vegetativer Störungen usw. den neurotischen und psychosomatischen Störungen sehr ähnlich sind, handelt es sich nicht um neurotische Symptome, sondern um nachvollziehbare und meist auch angemessene **Belastungsreaktionen** von Krankheitswert. Dies wird deutlich, wenn wir uns die Auslösesituation vergegenwärtigen: Es ist ein großer Unterschied, ob jemand Angstzustände bekommt, nachdem er seine Krebsdiagnose erfahren hat oder weil er Streit mit seinen Nachbarn befürchtet.

Ein entsprechender Unterschied findet sich auch in der **Art der therapeutischen Beziehung**, die sich deutlich anders entwickelt als bei der Behandlung neurotischer Erkrankungen. Diese Unterscheidungen sind notwendig, da neurotische Erkrankungen ein wesentlich anderes therapeutisches Vorgehen erfordern. Während der Patient in der Neurosentherapie dem Therapeuten immer wieder neue Rollen zuschreibt, ihn z. B. mal als Freund und mal als Vater erlebt (die sogenannte Übertragung), und damit auch immer neue Erwartungen ihm gegenüber signalisiert, bleibt die Rolle des Psychoonkologen konstant die des Beraters in einer extrem belastenden Situation mit entsprechenden Erwartungen an die fachliche Kompetenz. Wechsel in der Übertragung sind nur von relativ geringer Bedeutung, etwa wenn die Rolle zwischen Arzt und Seelsorger wechselt. Größere Veränderungen und ein Verlassen der Rollenzuschreibung wären riskant, da sich im Verlauf der Krankheit die Situation sehr schnell ändern kann, sodass die ursprüngliche Rolle wieder zentrale Bedeutung bekommt. Im Gegensatz zur klassischen Psychotherapie »sucht« der Therapeut also keine Symptome, sondern bittet den Patienten, im strukturierten Fünf-Schritte-Gespräch von seiner Belastung zu berichten. Schauen wir uns diese Schritte einmal an:

1. Situationsschilderung: Was führt Sie zu mir?
2. Fokussierung: Was ist am schlimmsten?
3. Coping: Wie schaffen Sie das?
4. Ressourcen: Woher nehmen Sie die Kraft?
5. Behandlungsauftrag: Was könnte Ihnen helfen? Kann ich etwas dazu beitragen?

Ich lasse mir die Situation schildern, fokussiere auf die besonders belastenden Aspekte, frage nach den Formen der Verarbeitung, also dem Coping, und nach den Ressourcen. Damit habe ich eigentlich schon die wichtigsten Informationen, um mir ein Bild von der Not des Patienten zu machen und mit ihm zu überlegen, wie eine Hilfe aussehen könnte.

Zwischen den Fragen kommt immer als Überleitung – nicht nur rational, sondern vor allem auch emotional – die würdigende Rückmeldung. Sie ist von besonderer Bedeutung, da ich nicht nur die Fakten erhebe, sondern damit auch immer deutlich mache, dass ich versuche, die psychische Situation zu verstehen.

Mit der würdigenden Rückmeldung macht der Psychoonkologe ein emotionales Angebot. Dieses ist unabdingbar, wenn aus der ersten Begegnung eine als hilfreich erlebte Beziehung entstehen soll.

Der Ablauf des strukturierten Gesprächs

Was führt Sie zu mir?

Das ist eine übliche Form der psychotherapeutischen Gesprächseröffnung. Die meisten Patienten sind von dieser Frage überrascht und reagieren auf eine Weise, die schon gleich auf mögliche Schwierigkeiten hinweisen kann.

Für den Patienten bedeutet diese Art der Gesprächseröffnung, dass er in eigenen Worten schildern kann, was in ihm vorgeht und seine eigene Sprache sprechen kann.

Für den Therapeuten zeigt sich unter Umständen schon in der ersten Antwort eine große Bandbreite an Beweggründen. Manche Patienten schildern gleich ihre psychischen Schwierigkeiten, berichten z. B., dass sie mit der Krankheit nicht zurechtkommen, Angst haben und nicht schlafen können. Sie erscheinen somit aus eigenem Antrieb.

Andere Patienten schildern, dass der Hausarzt sie geschickt habe, dass der Onkologe nicht mehr weiß, was er tun solle und Ähnliches. Diese Patienten kommen meist nicht aus eigenem Antrieb.

Die Reaktion auf die Eingangsfrage beinhaltet demnach meist nicht nur eine Schilderung der Krankheitssituation, sondern bietet auch die Möglichkeit, sich ein erstes Bild von der Motivation des Patienten zu machen.

Erscheint die Motivation zwiespältig, so muss dies in der Antwort als Rückmeldung auftauchen, dergestalt etwa, dass ich den Patienten z. B. als selbst motiviert erlebe oder als fremdbestimmt, hoffnungslos oder nach dem letzten Strohhalm greifend. Erlebt der Patient dies als eine Infragestellung seiner Motivation, so hat er die Möglichkeit, dies zu korrigieren, erlebt er es als eine Verdeutlichung seiner konflikthaften Situation, so kann er seine Zwiespältigkeit erkennen und sich in ihr angenommen fühlen. Für den Therapeuten wird dabei die Motivation deutlicher und er gewinnt einen ersten Eindruck davon, wieweit der Patient in der Lage ist, widersprüchliche Gefühle zuzulassen und auszudrücken und somit schon gute Voraussetzungen für die Behandlung mitbringt.

Für die Beziehung, die in dieser Situation entsteht, ist die Tatsache von Bedeutung, dass der Patient bei dieser Fragestellung erst einmal selbst von sich berichten darf. Dabei wird er nicht durch medizinische Fragestellungen eingeengt, sondern es wird ihm durch die offene Frage ein weiter Raum eröffnet.

Dieser Raum wird aber rasch begrenzt durch meine Antwort und durch weitere Fragen, sobald ich glaube, die Situation richtig verstanden zu haben. Patienten geraten sonst leicht in eine gewisse Klagsamkeit, nutzen die Gelegenheit, sich im Grunde »nur« zu erleichtern und rutschen in ein neues Trauma hinein, wenn sie ihre Krankheit als traumatisierend erlebt haben. Wenn ich wirklich verstanden habe und dies mit meiner Reaktion auch zu erkennen gebe, dann kann es zwar sein, dass ich mit dieser frühen Unterbrechung den Patienten überrasche, es kann aber auch die Beziehung in der Anfangsphase deutlich stärken, indem der Patient mein aktives Zuhören und meine wohlwollende Aufmerksamkeit erleben und schätzen lernt. In der Regel sind es nur wenige Minuten, die der Patient braucht, um seine Situation zu umreißen. Danach kommt es zu Wiederholungen, die andere Aspekten aufgreifen, um die Situation weiter zu verdeutlichen. Je früher ich ihm zu verstehen gebe, dass ich mir seine Situation vorstellen kann, umso deutlicher spürt er mein Interesse. Auch die weiteren Schritte im Gespräch bewirken eine schrittweise Annäherung an den Patienten und schaffen die Grundlage für das Entstehen einer guten Arbeitsbeziehung.

Würdigende Rückmeldung

Ich vergewissere mich, ob ich alles richtig verstanden habe, und zeige dem Patienten, dass mir die Fakten klar sind. Ich versuche dies auf eine Art zu tun, die ihm deutlich macht, dass ich das Leiden und die Art, es zu ertragen, verstehe und würdige.
Diese Würdigung ist von zentraler Bedeutung, denn:

- die Patienten sind verletzt
  - durch die mit der Krankheit verbundene Kränkung,
  - durch Ohnmacht und Regression in eine »kindliche« Abhängigkeit,
  - durch Isolation in der Gesellschaft,
  - durch ihre Trägerschaft des »absolut Bösen«;
- die Patienten sind unsicher,
  - weil sie nicht wissen, ob sie es richtig machen,
  - weil sie sich stigmatisiert fühlen durch die »Psycho«-Begleitung; und
- die Patienten
  - möchten nicht jammern, stattdessen tapfer sein,
  - sind in einer absolut bedrohlichen Ausnahmesituation,
  - müssen wirklich viel aushalten,
  - sind nicht auf diese Situation vorbereitet – woher sollen sie also wissen, wie sie sich »richtig« verhalten.

■ **Was ist am schlimmsten?**

Für den Patienten ist diese Frage meist überraschend, denn:

- sie konstatiert, dass es um vielerlei Belastungen geht,
- sie nötigt ihn, sich reflektierend mit seinem Erleben zu beschäftigen,
- die Notwendigkeit, eine Rangordnung der Belastungen herzustellen, bewirkt eine innere Skalierung seiner Belastung.

Für den Therapeuten ist diese Frage ein wichtiger Schutz vor seinen Erfahrungen, denn je länger er schon in seinem Beruf arbeitet, umso schneller öffnen sich die Schubladen, in die er die Patienten schieben möchte und er reagiert mit der natürlichen Neigung, sein eigenes Erleben auf den Patienten zu projizieren.

Ich bin immer wieder überrascht, wie unterschiedlich Patienten ihre Probleme gewichten, so z. B. im oben beschriebenen Fallbeispiel, bei dem die Patientin mit »ihrem Krebs« gut zurechtkam, aber nicht darüber sprechen konnte, ihn geheim halten wollte oder im folgenden Fall.

Auf sehr bewegende Weise überraschte mich eine etwa siebzigjährige Patientin, die, sichtbar am Ende ihrer Kräfte, mit dem Rollator in die Praxis kam. Wegen ausgedehnter Metastasen machte sie eine palliative Chemotherapie und suchte auf dringliches Anraten ihres Onkologen psychoonkologische Hilfe. Es war deutlich, dass es dem Ende zuging und ich machte mich auf eine Sterbebegleitung gefasst. Das traf aber keineswegs das Problem. Sie hatte sich mit dem nahen Ende schon abgefunden, war im Großen und Ganzen zufrieden mit ihrem Leben und konnte auch mit einem guten Gefühl gehen, »den Platz für eine Jüngere räumen«. Mit der onkologischen Behandlung kam sie gut zurecht, war im Wesentlichen ohne Schmerzen und verließ sich darauf, dass man ihr auf der Palliativstation oder im Hospiz die Möglichkeit eines würdigen Sterbens bieten würde.
Nein, ihr Problem war die ständige Unzufriedenheit ihres Mannes, der ihre Situation nicht wahrhaben wollte und stur verlangte, dass sie weiterhin den Haushalt versah, sie auf übelste Weise beschimpfte, wenn sie nicht kochte und putzte, sodass sie es kaum noch zu Hause aushielt. »Scheiden lassen kann ich mich nicht, so nimmt mich doch keiner mehr!«, meinte sie mit makabrer Heiterkeit und überlegte, ob es besser sei, sich der Auseinandersetzung mit ihrem Mann zu stellen oder ihm aus dem Wege zu gehen. Ein paar Einfälle hatte sie noch, wie sie es ihm »heimzahlen« könnte, aber eigentlich war ihr klar, dass er einfach nur Angst hatte, bald alleine zu sein und dann nicht mehr zurechtzukommen. Sie entschied sich fürs Ausweichen, verabredete sich reihum mit ihren Freundinnen, verbrachte die Nachmittage im Kaffeehaus, im Kino und, als das nicht mehr ging, bei ihren Bekannten. Sie verabschiedete sich sehr zufrieden nach ein paar Gesprächen, bei denen sie sehr vergnügt von ihren Kinobesuchen berichtete, allerdings auch von den immer schärfer werdenden Attacken ihres Mannes, der auch durch die Vermittlungsversuche aus dem Bekanntenkreis und des Hausarztes nicht zur Vernunft gebracht werden konnte. Ein Gespräch bei mir lehnte er rundweg mit heftigen Kraftausdrücken gegen die Irrenärzte ab. Einige Wochen später erfuhr ich von ihrem Tod.

Weniger verwundert hörte ich die Klagen einer Patientin mit einem metastasierenden Ovarialkarzinom.

> Als größter Kummer der Patientin mit metastasierendem Ovarialkarzinom stellt sich heraus, dass sie nun nicht mehr die Seele des Pfarramtes ist, in dem sie seit Jahren alles organisiert, alle Leute kennt, den Jahreskalender schon im Voraus im Kopf hat sowie mit Leib und Seele das Geschehen in der Gemeinde verfolgt und mitgestaltet. Jetzt fühlt sie sich vom Leben abgeschnitten, gehört nicht mehr dazu, läuft »wie Falschgeld« durch die Gegend. Nein, die Krankheit macht ihr keine besonderen Ängste, »es kommt, wie es kommt«. Aber wenn man sie nicht mehr bräuchte, dann wäre es auch nicht so schlimm, wenn sie gehen müsste. Es zeigte sich bald, dass dies der erste Hinweis auf ihre spezielle Form der Krankheitsverarbeitung war, die mit der Verschiebung auf das kleinere Übel funktionierte: Nicht dass sie womöglich bald sterben wird, macht ihr Sorgen, sondern dass man sie nicht mehr braucht.

Durch die folgende **würdigende Rückmeldung** vergewissert sich der Psychoonkologe, dass er den Schwerpunkt der Belastung richtig verstanden hat und rückt die schwerste Belastung in den Mittelpunkt, gibt ihr damit besonderes Gewicht und betont damit, wie schwierig es ist, diese Belastung zu bewältigen.

Dies findet dann seinen Ausdruck in der nächsten Frage.

■ Wie schaffen Sie das?

Für den Patienten bietet diese Frage wieder eine Anerkennung der Belastung und seiner Tragfähigkeit – nicht patriarchalisch von oben herab, sondern sachbezogen und nüchtern. Die meisten Patienten reagieren überrascht auf diese Frage, denn plötzlich geht es um sie selbst und nicht mehr um die Krankheit, sondern um ihre Fähigkeit, damit umzugehen.

In der Formulierung der Frage wird bereits vermieden, dass der Patient seine Reaktion als unzulänglich erlebt. In der Wiederholung der Frage kann durch die Betonung des »Wie schaffen Sie das?« die ganz persönliche Art der Krankheitsverarbeitung in den Mittelpunkt gerückt werden, was einerseits eine Form der Würdigung bedeutet, andererseits aber auch deutlich macht, dass die Krankheit eine Herausforderung an ihn bedeutet.

Dem Therapeuten gibt die Antwort bereits wichtige Hinweise für die Planung des weiteren Vorgehens. Während es in der Psychotherapie darum geht, neurotische Erlebens- und Verhaltensweisen aufzuspüren, sie therapeutisch aufzulösen und durch funktionale, der aktuellen Lebenssituation angemessene Alternativen zu ersetzen, geht es in der psychoonkologischen Behandlung darum, möglichst alle Bewältigungsstrategien kennenzulernen, die dem Patienten zur Verfügung stehen – und diese zu stützen, wenn sie ihm in der derzeitigen Situation nützlich sind. Sie sind aber infrage zu stellen, wenn sie ihn bei der Bewältigung dieser Situation behindern oder in eine Sackgasse führen. In seiner extrem angespannten Situation wird der Patient nur selten in der Lage sein, grundsätzlich neue Bewältigungsmöglichkeiten zu entwickeln.

Da sich die Situation im Verlaufe der Erkrankung immer wieder verändert – manchmal sehr schnell –, gibt es keine richtigen oder falschen Bewältigungsstrategien, sondern nur »funktionale« und »dysfunktionale«, also solche, die hilfreich sind und andere, die in der gegenwärtigen Situation nicht eingesetzt werden sollten.

Die **würdigende Rückmeldung** betont den Wert der persönlichen Coping-Strategien und den Nutzen, den sie bei der Bewältigung früherer Schwierigkeiten hatten. Dies bedeutet eine wesentliche Rückenstärkung, die es möglich macht, gemeinsam zu überlegen, wie weit diese Strategien in der jetzigen Situation ausreichen, wie sie unterstützt werden könnten oder ob andere Bewältigungsmöglichkeiten derzeit hilfreicher sind. Damit verhindert der Therapeut beim Patienten auch das Gefühl der Unzulänglichkeit, wenn die eigenen Möglichkeiten vielleicht nicht ausreichen oder zu viel Kraft kosten.

Die anschließende Frage bezieht sich ebenfalls auf die enorme seelische Leistung, die diese Situation den Patienten abverlangt.

■ Woher nehmen Sie die Kraft?

Nach vorsichtiger Schätzung weint bei dieser Frage mindestens die Hälfte aller Patienten. Die meisten sind völlig überrascht, wurden noch nie so gefragt und reagieren sehr bewegt, gerührt, aber auch überrumpelt, weil sie eigentlich spüren, dass sie am Ende ihrer Kräfte sind. Für viele ist es selbstverständlich, dass sie stark sein müssen, für die Angehörigen, für die Selbstachtung – aus allen möglichen Gründen. Dieses Gefühl, nicht schwach sein zu dürfen, macht es so schwer, Hilfe zu suchen oder anzunehmen.

Für den Patienten kann diese Frage also bedeuten:

- Die Kraft wird anerkannt und steht im Mittelpunkt.
- Die Anstrengung wird honoriert und respektiert.
- Der Patient muss nicht alles aus »eigener Substanz« leisten.
- Die Notwendigkeit der Ressourcen kommt ins Gespräch.
- Er darf Hilfe suchen und in Anspruch nehmen.

Das Gespräch über die Ressourcen würdigt meist auch die Rolle des Partners und der Familie und stellt den Patienten wieder in den Rahmen seiner Umgebung.

Der Therapeut erhält in der Antwort des Patienten wichtige Informationen uber

- die persönlichen Ressourcen,
- seine sozialen Ressourcen im Sinne des sozialen Netzes und der damit verbundenen Unterstützung sowie
- seine körperlichen Ressourcen.

In der Reaktion des Patienten wird für ihn auch spürbar, wie weit dieser in der Lage ist, Hilfsbedürftigkeit anzuerkennen, ohne gekränkt zu sein. Dies verbessert die Aussichten für eine hilfreiche therapeutische Beziehung.

In der **würdigenden Rückmeldung** wird der Wert der Ressourcen noch verstärkt, vor allem können hier Angehörige und nahestehende Freunde einbezogen werden. Gleichzeitig wird deutlich, dass die Kräfte begrenzt und die Kraftquellen nicht unerschöpflich sind, sodass zusätzlich eventuell therapeutische Hilfen benötigt werden.

■ Was könnte Ihnen helfen? Kann ich etwas dazu beitragen?

Dies sind unverzichtbare Fragen, die leider oft nicht gestellt werden.

Für den Patienten kann dies bedeuten:

- Es ist ein Angebot, bei dem seine Autonomie gewahrt bleibt.
- Es geht um seine eigenen Bemühungen, die Situation auszuhalten und mit ihr weiterzuleben und das Angebot, ihm dabei zu helfen.
- Die Fragen geben ihm wieder die Möglichkeit des Gestaltens und Entscheidens.

Für den Therapeuten bilden diese Fragen den Abschluss des Gespräches. Sie zeigen ihm, ob es eine Entwicklung im Dialog gegeben hat. Erfreulicherweise ist dies meist der Fall, und wenn der Patient am Anfang auch noch sehr skeptisch war, zeigt sich hier vielleicht doch schon, dass er sich vorstellen kann, Hilfe zu finden.

Meist können die Patienten das Ziel der Therapie nicht so klar benennen wie in den geschilderten Fallbeispielen, sodass die gemeinsamen Überlegungen schon die ersten gemeinsamen Schritte sein können. Abgesehen von diesem Beziehungsaspekt braucht der Therapeut einen Behandlungsauftrag. Bekommt er ihn nicht, auch nicht nach gemeinsamer Suche, dann wird aller Wahrscheinlichkeit nach die Behandlung erfolglos bleiben, gerade so, als wollten Patient und Therapeut Landkarten heraussuchen, bevor sie wissen, wohin die Reise gehen soll.

Die abschließende **würdigende Rückmeldung** mündet in die vielleicht schon jetzt mögliche Formulierung einer vorläufigen Zielvorstellung und die Verabredung eines neuen Termins.

Ziele des strukturierten Gesprächs

Gelingt die gemeinsame Suche nach einer **Zielvorstellung**, dann bekommen die folgenden Gespräche eine klare Richtung und es ergibt sich so ein ungefähres Kriterium für den Erfolg der gemeinsamen Arbeit. Anhand dieser Zielvorstellung können Therapeut und Patient im Verlauf der Sitzungen immer wieder abschätzen, wie weit sie auf ihrem Weg gekommen sind. Diese Richtung immer im Blick zu haben, schützt auch davor, sich im Gespräch in endlosen Kreisen zu bewegen, ohne vorwärtszukommen.

Die Möglichkeit die Frage nach dem Ziel zu stellen, eventuell auch eine Behandlung abzubrechen, wenn sich über längere Zeit keine Antwort finden lässt, ist ein Privileg in der Praxis eines niedergelassenen Therapeuten. In der stationären Behandlung, z. B. in einer Rehaklinik, werden die Patienten dem Therapeuten zugewiesen, der diese Freiheiten dann nicht mehr hat. Dennoch ist diese Frage wichtig, nicht zuletzt, um die Prognose einzuschätzen und nicht Arbeit in zielloses Umherirren zu investieren.

Die fünf Fragen sind natürlich nicht von mir ausgedacht. Mehr oder weniger gehen wir alle so vor, sind uns dessen vielleicht gar nicht so bewusst oder würden es etwas ausführlicher darstellen. Diese fünf Fragen stellen eine sehr konzentrierte Form des Erstgesprächs dar, welches recht nüchtern und sachlich erscheint, sich aber trotzdem gut in die tägliche Praxis umsetzen lässt. Anfangs geschah dies nur um die eng begrenzte Zeit in der täglichen Praxis effektiv zu nutzen, dann aber aus Überzeugung, weil ich damit gute Erfahrungen machte. Die knappe Form wirkt sehr einfach und darf nicht dazu verführen, die fünf Kategorien einfach abzufragen – dann kann sich das Wesentliche nicht entwickeln.

Ziel ist es, eine »als hilfreich erlebte therapeutische Beziehung« (Luborsky 1999) aufzubauen. Die Formulierungen sind daher mit Bedacht gewählt und wesentlicher Teil des Bestrebens, den Patienten in seiner Not zu verstehen. Ein rationales Verstehen ist damit aber nicht gemeint, sondern eher ein Verständnis für die Situation, für die Versuche, damit umzugehen und weiterzuleben. Damit ist aber nicht nur Wissenskompetenz gemeint, sondern auch eine Einstellung dem Patienten gegenüber, die meist mit Empathie beschrieben wird. Aber was ist damit gemeint?

3 Das empathische Eingehen auf die Beschwerden des Patienten

Der Begriff »Empathie« wird, soweit ich das überblicken kann, nirgends genau definiert. Meist läuft es darauf hinaus, dass damit eine Art »einfühlendes Verstehen« gemeint ist. Aber wie schafft man das? Ist Empathie angeboren? Kann man sie erlernen?

Es sind einige Voraussetzungen nötig, um empathisch reagieren oder agieren zu können:

- **Bereitschaft zum Perspektivwechsel:** Dies impliziert, dem Patienten das Recht einzuräumen, Dinge so zu sehen, wie er sie sieht, so zu reagieren, wie er es tut, und auch in dem Maße unter einer Situation zu leiden, wie wir es beobachten können. Der Therapeut sollte also in der Lage sein, die Situation auch mit den Augen des Patienten zu sehen und zu »fühlen«, wie dieser wohl fühlt. So kann er nachvollziehen, wie es dem Patienten in dessen Situation geht, welche Ängste diese in ihm auslöst, welche Sehnsüchte, Hoffnungen usw. – kurz: die ganze Bandbreite seines Erlebens. Dieser Perspektivwechsel allein reicht aber nicht aus. Wichtig ist auch, dass der Therapeut immer wieder zwischen seinem eigenen Blickwinkel und dem des Patienten wechseln kann.

- **Die Fähigkeit, sich abzugrenzen:** Beim Perspektivwechsel ist die Fähigkeit, sich abzugrenzen notwendig, gibt der Therapeut doch vorübergehend seine eigene Position auf und betrachtet die Situation aus der Position des Patienten. Der Therapeut muss aber immer wieder zurückfinden auf seine eigene Position, sich seine eigenen Gefühle und Gedanken vergegenwärtigen. Dieses Oszillieren zwischen dem »mitfühlenden Ich« und dem »betrachtenden Ich« ist von großer Bedeutung. Es wird aber manchmal auch als Distanzierung und mangelnde Anteilnahme missverstanden. Dann nämlich, wenn es sich nicht nur still im Therapeuten vollzieht, sondern dieser laut denkt und dem Patienten mitteilt, wie es ihm selbst dabei geht, etwa, wenn er ihm seine Erinnerungen an eigene Erlebnisse berichtet und erzählt, was er selbst schon durchgemacht hat. »Fortgeschrittene« Patienten verstehen das und erleben es als eine Form von Interesse, manchmal auch als Solidarität und erkennen die darin enthaltene Botschaft: »Ich kann mir vorstellen, was in Dir vorgeht, ich habe Ähnliches auch schon erlebt.« Aber zu Beginn einer Beziehung sollte damit sehr zurückhaltend umgegangen werden. Gibt der Therapeut seine Bemerkungen unreflektiert von sich, weiß er nicht, ob es so ankommt, wie er es meint.

- **Wohlwollende Aufmerksamkeit:** Dies ist eine Einstellung dem Patienten gegenüber, die wir nicht lernen können, sondern mitbringen müssen. Das tun wir normalerweise auch, sind uns dessen aber meist nicht bewusst. Besonders deutlich wurde mir dies am Beispiel einer Patientin, die mich darum bat, den Behandlungsantrag für eine Langzeittherapie lesen zu dürfen. Ich las ihn ihr vor. Sie hörte sehr bewegt zu und begann dann zu weinen. Meine Frage, was sie nun so betroffen mache, beantwortete sie mit einem Lächeln und meinte dann unter Tränen: »Jetzt bin ich fast vierzig Jahre alt, ich kann mich aber nicht erinnern, dass sich jemals ein Mensch so viele Gedanken über mich gemacht hat.« Dadurch erst wurde mir bewusst, dass wir nebenher und ohne dem besonderes Gewicht zuzumessen für den Patienten eine emotionale Nähe schaffen, die wir selbst kaum bemerken. Der Versuch, die Belastung des Patienten zu verstehen und seine Bemühungen zu würdigen, ist eine Form von wohlwollender Aufmerksamkeit, die viele Patienten noch nie kennengelernt haben.

■ **Notwendiges Taktgefühl:** Die Situation des Erstgesprächs erfordert ein hohes Maß an Taktgefühl, welches den Therapeuten in die Lage versetzt, abzuschätzen, was er dem Patienten zumuten kann und was er ihm sagen kann, ohne ihn zu verletzen und zu sehr zu belasten. Es ist also ein Gespür für die Angemessenheit seines Tuns und Redens. Wie bei der Frage nach der größten Belastung erlebt er auch hier wieder das Spannungsfeld zwischen der Fülle seiner Einfälle, seiner Assoziationen und der sinnvollen Auswahl dessen, was er zum Nutzen des Patienten ins Gespräch bringt. Dieses Taktgefühl kann nicht theoretisch erlernt werden. Man kann es nur durch Erfahrung erwerben, wahrscheinlich schon in den frühen Beziehungen der Kindheit, im Umgang mit Eltern und Geschwistern – sicher aber auch noch in späteren Lebensphasen. Neben dieser Behutsamkeit brauchen wir aber auch den Mut, sehr persönliche, belastende und intime Dinge anzusprechen, die sonst niemals zur Sprache kommen. Nennen wir es einfach mal die »professionelle Taktlosigkeit« oder »wohlwollende Direktheit«, die aber nur möglich ist im Schutze eines sehr sicheren Taktgefühls.

■ **Das Warten auf »Kairos«, den richtigen Zeitpunkt:** In der griechischen Mythologie gibt es eine merkwürdige Gestalt – ein junger Mann, geflügelt, mit einem Zopf, der ihm erstaunlicherweise an der Stirn wächst. Es ist »Kairos«, der jüngste Sohn des Zeus, Enkel des Chronos, der die Zeit schuf. Er, »Kairos«, ist der personifizierte richtige Moment, der richtige Zeitpunkt.

Der Dichter fragt ihn, warum er seinen Zopf an der Stirn trägt, während der Hinterkopf kahl bleibt. Kairos antwortet: »Weil ich den Menschen begegne, vorbeieile und wer mich nicht ergreift, der kann mich nicht mehr packen.«

Das ist der günstige Moment, wenn wir die Gelegenheit »beim Schopfe packen«. Es ist ein Moment, den wir nicht herbeiführen können, den wir erahnen, rechtzeitig wahrnehmen und nutzen können. Und: Dies ist das Gegenteil von »timing«.

Manches können wir im Gespräch nicht planen, müssen geduldig und aufmerksam auf die Gelegenheit warten, auf »Kairos«, den richtigen Moment.

Wenn wir wissen, dass »Kairos« ständig unterwegs ist und mit Sicherheit auch bei uns vorbeikommt, dann können wir ruhig auf diesen richtigen Moment warten. Wenn wir dem Patienten etwas Wichtiges, vielleicht auch Schmerzhaftes mitteilen müssen, können wir auf das »timing« verzichten, beginnen ein Gespräch, können es eine Weile laufen lassen und uns darauf verlassen, dass sich der richtige Moment einstellen wird und wir ihn nutzen können.

- **Eingehen auf die Gefühlslogik:** Gemeint ist damit die Bereitschaft, auf die Gefühlslogik einzugehen, also, immer wieder zwischen dem rationalen Denken und der Gefühlslogik zu wechseln – so wie der kleine Prinz sagt: »Man sieht nur mit dem Herzen gut.« D.h., man kann die Dinge mit dem Kopf betrachten und auch mit dem Herzen. Das ist keinesfalls ein Widerspruch, auch wenn es manchmal so erscheint, sondern eine wichtige, ja notwendige Ergänzung. Der Psychoonkologe sollte also die Gefühlslogik kennen und sich vertraut gemacht haben mit der emotionalen Logik.

Diese Logik der Gefühle soll nun etwas genauer betrachtet werden.

4 Die Logik der Gefühle

Je emotionaler und aufgeregter unser Gegenüber reagiert, umso rationaler und nüchterner reagieren wir, im Glauben, wir könnten ihn dadurch wieder ins Gleichgewicht bringen. Aber damit liegen wir meist ziemlich falsch. Gehen wir davon aus, dass wir über zwei logische Systeme verfügen, dann sitzt – der klassischen Vorstellung folgend – links im Sprachzentrum des Gehirns das rationale Denken. Es ist der Ort der »digitalen Logik«, hier werden die Worte und Begriffe gebildet. In der rechten Hirnhälfte finden wir die »emotionale Logik«, das Gefühlszentrum. Der Verstand arbeitet vergleichbar einer digitalen Uhr, die uns die Zeit angibt, z. B. 10:58 Uhr (Abb. 1). Dann wissen wir zwar, wie spät es ist, schauen aber meist lieber auf eine Analoguhr. Dort sehen wir die Zeit als Bild und müssen sie nicht ausformulieren: Wir assoziieren zum Bild die abstrakte Zeit.

Das ist Gefühlslogik, Bilderlogik, kindliche Logik, wie immer wir es nennen wollen. Die Psychoanalytiker nennen es den **Primärprozess**. Sie gehen davon aus, dass es unsere ursprüngliche Art des Denkens ist, schon bevor wir sprechen können, lange bevor wir unsere Wahrnehmungen und Gedanken in Begriffe fassen können. In besonders emotionalen und belastenden Gesprächen, wenn die Gefühle übermächtig werden, möchten wir manchmal, das andere das logische Denken in die Waagschale werfen. Aber damit kommen wir meist nicht weit.

Eine Patientin sagte mir einmal: »Wissen Sie, wenn meine Gefühle so verrückt spielen und ich versuche, das über den Verstand in den Griff zu kriegen, dann ist das gerade so, als würde ich die Suppe mit der Gabel essen. Ich weiß vielleicht, wie es schmeckt, aber das bringt nichts.« Ein treffender Vergleich, der aufzeigt, wie wichtig das richtige Werkzeug ist.

Vergegenwärtigen wir uns einmal, in welcher Verfassung die Patienten zu uns in ein psychoonkologisches Erstgespräch kommen, dann spüren wir den extremen emotionalen Druck. Dann merken wir, sie sind mit Verstandeslogik nicht oder nur äußerst schwer zu erreichen.

Deshalb ist es hilfreich, ein paar typische Merkmale der Gefühlslogik zu kennen, nicht um jetzt krampfhaft den eigenen Gesprächsstil zu ändern, son-

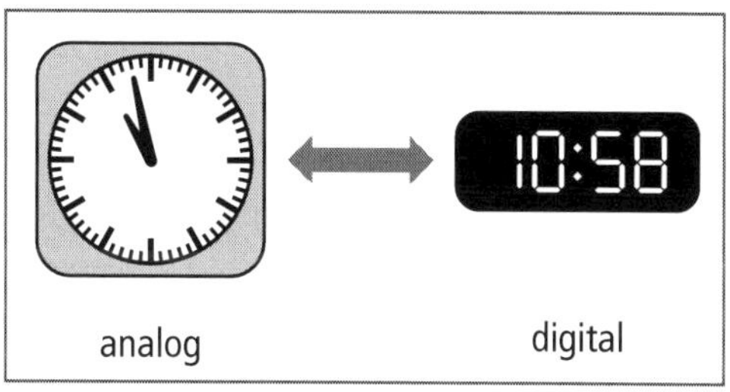

Abb. 1 Analoge und digitale Zeitanzeige.

dern um das Verständnis für die emotionalen Reaktionen zu erweitern und entsprechend »verständnisvoll« darauf reagieren zu können.

In den Gesprächen spielen vor allem folgende Merkmale der »Gefühlslogik« eine besondere Rolle:

- Gefühle vermeiden keinen Widerspruch, der »Zwiespalt« ist der Normalfall.
- Gefühle sind konkretistisch und können Abstraktionen nicht verstehen.
- Gefühle kennen keine Verneinung.
- Gefühle »denken« in zeitlichen, nicht in kausalen Zusammenhängen.
- Gefühle sind zeitlich nicht gerichtet.
- Gefühle lassen sich leicht auf andere Objekte verschieben.

Gefühle kennen keinen Widerspruch

Der Traum ist ein gutes Beispiel dafür. Im Traum können Sie alles gleichzeitig erleben. Sie können jemanden verprügeln, den Sie sehr mögen, oder zu jemandem zärtlich sein, dem sie sonst aus dem Weg gehen würden. Es gibt keinen Widerspruch, oder besser: Der Widerspruch ist selbstverständlich und stört nicht, nichts schließt sich gegenseitig aus.

Gefühle kennen keine Abstraktion, sind konkretistisch

Das Gefühl braucht die Wahrnehmung, um sich ein Bild von der Situation machen zu können. Es kann aber nur wahrnehmen was *ist*, nicht was *nicht ist*. Ein Kinderwitz schildert dies sehr anschaulich. Eine Frau lässt sich im Metzgerladen fünf Kilo Bauchspeck abwiegen. Der Metzgermeister kommt dazu und fragt verwundert, wozu sie so viel Speck braucht. Lachend antwortet Sie: »Ich brauche ihn nicht und werde ihn auch nicht kaufen. Ich wollte nur einmal sehen, wie viel ich abgenommen habe.« Nun kann sie es sich konkret vorstellen, nun »weiß« auch das Gefühl, was fünf Kilo sind.

Gefühle kennen keine Abstraktion, verstehen daher auch keine Verneinung

Stellen Sie sich einmal vor, Sie wollen jemandem ohne Worte klarmachen, dass Sie keine Lust haben, mit dem Fahrrad zu fahren. Wie machen Sie das? Es geht nur so, dass Sie erst pantomimisch zeigen, wie Sie Rad fahren, um es dann zu verneinen, bzw. zurückzunehmen. Das heißt, wir müssen erst etwas zeigen und können es erst dann für ungültig erklären. Wie viele Träume von Patienten werden so verständlich, die immer wieder träumen, sie würden an ihrem Tumor sterben, dann aufwachen und erlöst feststellen: »Gott sei Dank, ich lebe noch!«

Und noch ein Beispiel kennen wir alle. Wenn kleine Kinder das Laufen lernen, laufen sie Gefahr, verloren zu gehen. Aber Verlorengehen ist für kleine

Kinder tödlich. Also was machen Sie? Sie spielen ihr Lieblingsspiel, verstecken sich hinter dem Sofa, hinter der Türe oder dem Vorhang. Und wir Erwachsenen spielen mit, wir suchen, fragen uns gegenseitig, rufen und – endlich – finden wir die Kleinen und es gibt eine erlösende freudige Begrüßung.

Kinder können sich nicht sagen: »Meine Eltern lassen mich nicht verloren gehen.« Dieser abstrakte Gedanke, der etwas beschreiben soll, was *nicht* geschieht, findet keinen Zugang zum Gefühl, aber dafür das Gesucht-und-gefunden-Werden. Das ist kein Gedanke, sondern eine Erfahrung, die sich einprägt. Und nicht nur Kinder, auch Erwachsene reagieren so – und es fällt uns überhaupt nicht auf. Wenn eine Frau mit einem Kinderwagen kommt, erscheint es uns selbstverständlich, dass wir hingehen und anfangen zu suchen: »Ja, wo ist denn der Kleine?«, d.h. wir suchen die Kinder schon, bevor sie verloren gehen. Das ist menschlich, ein emotionaler Reflex, mit dem wir den Kindern versichern: »Wir suchen Dich, wir finden Dich.«

Wenn die Gefühlslogik keine Verneinung kennt, was bedeutet dies für unser Gespräch? Wenn der Arzt z.B. dem Patienten sagt: »Sie brauchen keine Angst zu haben!«, dann ist dies eine Verneinung, die erst vom Verstand aufgenommen werden muss, damit der Patient versteht, was der Arzt damit meint. Das Gefühl aber hört sofort etwas von Angst und reagiert darauf. Die Formulierung: »Ich habe gute Nachrichten!« dagegen erreicht direkt das Gefühl. Oder ein weiteres Beispiel: »Wir konnten keine Metastasen finden« klingt vorweg, zumindest für den Verstand, beruhigend, nicht aber für das Gefühl, denn erst einmal hört der Patient etwas von Metastasen und das macht ihm Angst. Dann erst kann er es innerlich zurücknehmen und klarstellen, dass er *keine* Metastasen hat. Ganz anders erreichen ihn die Worte: »Alles in Ordnung, es sieht alles gut und gesund aus.« Es gilt aber auch umgekehrt. Statt mit der verklausulierten Formulierung: »Ich habe keine guten Nachrichten« erreichen wir den Patienten viel direkter und authentischer, wenn wir gleich mitteilen, dass der Befund uns Sorgen macht.

Gefühle kennen nur zeitlich-assoziative, keine kausalen Zusammenhänge

Nehmen wir folgendes Beispiel: Ich fahre mit meiner Frau durch die Stadt. Wir fahren etwa dreißig Kilometer pro Stunde. Plötzlich trete ich auf die Bremse. »He …!«, sagt meine Frau, »Warum bremst Du jetzt?« Ich antworte: »Da steht ein Polizist!« »Ja, aber Du musst doch nicht bremsen, bloß weil da ein Polizist an der Straße steht.« »Hör mal«, sage ich, »ich bremse nicht, weil da ein Polizist steht, sondern *wenn* da ein Polizist steht.« »Oh Gott«, antwortet sie, »Du mit Deiner Haarspalterei!«

Verstehen Sie es? Es gibt keinen »vernünftigen«, also kausalen Grund zu bremsen, sondern nur eine »unvernünftige«, assoziative Gewohnheit, einen Reflex, dem ich gehorche, *wenn* ich einen Polizisten sehe. Ich gebe zu, es klingt harmlos und fast etwas albern, doch ist es von großer Bedeutung.

Ein Patient kommt von weit her. Er ist relativ jung, sucht psychoonkologische Hilfe und berichtet von seiner Tumorerkrankung. Er berichtet anschaulich und ruhig, und schildert den typischen Ablauf von Diagnose, Operation usw. Er berichtet, wie er Vorsorge getroffen hat für die junge Familie und wie er für die Zukunft vorplanend Spermien hat einfrieren lassen, falls die Behandlung seine Zeugungsfähigkeit beeinträchtigt. Er hatte alles umsichtig vorbereitet, gut überstanden und ist mit seinem jetzigen körperlichen Zustand sehr zufrieden, auch damit, wie seine Frau und er die Situation gemeistert haben.
Die Frage, was ihn nun so belaste, dass er Hilfe sucht, beantwortet er mit bedrückter Stimme: »Die Strafe ist zu hart.« »Die Strafe?«, und er beginnt zu erzählen: Kurz vor seiner Hochzeit vor vier Jahren wollte er noch einmal Junggesellenurlaub mit seinem Vetter machen, musste ihn aber sehr eindringlich überreden, bis er schließlich mit ihm auf eine Mittelmeerinsel flog. Sie verlebten schöne Tage. Sie lagen am Strand, und bevor es dunkel wurde, wollten sie noch einmal ins Wasser springen. Sie liefen um die Wette, sprangen in die Wellen und plötzlich trieb sein Vetter leblos im Wasser. Er war auf eine Sandbank gesprungen, die er in der Dämmerung nicht gesehen hatte. Der Patient zog ihn an Land, schaffte es, ihn zu reanimieren (er ist Sanitäter) und erfuhr dann im Krankenhaus, dass sein Vetter sich einen Halswirbel gebrochen hat. Nun ist er gelähmt und sitzt im Rollstuhl.
Seit vier Jahren besucht der Patient ihn zweimal pro Woche und leidet unter massiven Schuldgefühlen, obwohl sein Vetter ihm niemals Vorwürfe machte, ihm vielmehr wiederholt dankte, weil er ihm das Leben gerettete hat. Nein, er ist schuld, denn er hat ihn überredet, mitzukommen. Auf Nachfragen betont er: »Ja, natürlich ist es meine Schuld. Er wollte ja gar nicht mitkommen. Hätte ich ihn nicht überredet, wäre das alles nicht passiert. Er ist verunglückt, weil er mit mir in Urlaub gefahren ist.« Ich wiederhole: »Sie fühlen sich schuldig an seinem Unglück, weil es passierte, als er mit Ihnen in Urlaub fuhr?« »Ja natürlich, Sie sagen es ja auch.« »Nein«, erwidere ich, »ich sagte nicht *weil*, sondern *als* er mit Ihnen in Urlaub fuhr.« »Das ist doch das Gleiche«, meint er, lässt sich aber auf ein paar Überlegungen ein und kann sich vorstellen, dass ja auch er hätte verunglücken können, wenn er auf der anderen Seite gelaufen wäre. Dennoch: Es bleibt für ihn das Gleiche und etwas ratlos fährt er nach Hause.
Zwei Wochen später schreibt er einen bewegenden Brief und schildert, dass etwas Merkwürdiges geschehen ist. Die Besuche bei seinem Vetter haben sich verändert, er freut sich, ihn zu sehen, ist nicht mehr so mit Schuldgefühlen belastet. Er versteht zwar noch nicht, was passiert ist, meint aber, dass er in ähnlicher Weise öfter etwas verwechselt, und sucht sich einen Platz in der Psychotherapie.

Es gäbe noch viele ganz alltägliche Beispiele, an denen diese Verwechslung deutlich gemacht werden könnte. Sind wir einmal darauf aufmerksam geworden, begegnet uns dieser Unterschied ständig. Der Verstand fragt: »*Warum* ist etwas so geschehen?« Die Antwort lautet: »*Weil … deshalb*.« Das Gefühl fragt: »*Was* ist geschehen, wie kam das, was hat sich zugetragen?« Die Antwort wäre dann eine Schilderung von Ereignissen, die in einem *zeitlichen Zusammenhang* stehen, sich aber nicht notwendigerweise gegenseitig bedingen. »Als das oder jenes geschah, passierte dies oder jenes …«

Im Umgang mit unseren Patienten spielt dies eine große Rolle und macht manches verständlich, was uns sonst unzugänglich bleibt.

So ist eine Patientin einverstanden, die »Antihormone« einzunehmen, tut es dann aber doch nicht. Die Frage des Arztes »Warum nehmen Sie die Tabletten jetzt doch nicht?« bringt sie in Verlegenheit, denn einen vernünftigen Grund hat sie nicht. Es ist ihr peinlich, sie sagt vielleicht: »Weiß nicht.« Eine Frage, die sich an das Erleben statt an den Verstand richtet, wäre etwa: »Neulich waren Sie bereit, die Tabletten zu nehmen, aber irgendetwas hindert Sie jetzt daran, was könnte das sein?« Jetzt kann die Patientin erzählen und es folgt eine durchaus nachvollziehbare Schilderung ihres Entsetzens, wenn sie die Tabletten anschaut. »Wenn ich bloß die Tablettenschachtel sehe, dann sehe ich meine Freundin vor mir, die Tabletten, die sie immer nahm, ich sehe, wie sie immer dünner wurde und schließlich starb. Ich kann die Tabletten nicht nehmen.« Diese Antwort ist gewiss nicht logisch, aber als Erklärung für jeden nachvollziehbar. Es geht also um einen zeitlichen, assoziativen und nicht um einen kausalen Zusammenhang.

Gefühle sind zeitlich nicht gerichtet

Im Traum können Sie gestern erleben, was morgen gewesen ist. Es gibt keine zeitliche Ausrichtung. Das spielt auch in der Therapie eine Rolle, allerdings merken wir es meist nicht. Eine Patientin, schon in einem sehr elenden Zustand, kommt immer noch zu mir in die Praxis, denn, »solange es mir gut geht, komme ich zu Ihnen.« Aber es geht ihr schon lange nicht mehr gut.

Sie kommt dennoch, auch noch drei Wochen vor ihrem Tod. Und meine Frage, warum sie diese Mühe auf sich nimmt, beantwortet sie lächelnd: »Ich habe es Ihnen doch gesagt, solange es mir gut geht …« Aber sie zögert und wir merken beide, dass die Logik sich umgedreht hat. Sie denkt, nein sie fühlt: »Solange ich in die Praxis komme, geht es mir gut.« Diese magisch anmutende Umkehr der Zusammenhänge erleben wir immer wieder, wohl umso ausgeprägter, je stärker die emotionale Belastung wird.

Gefühle sind verschiebbar

Patientinnen sprechen häufig über ihren Haarausfall, der sich aufgrund der Krebstherapie einstellt, und diskutieren die Frage, ob es besser sei, eine Perücke zu tragen oder ob sie vielleicht doch eher ein Typ für das Kopftuch oder eine Mütze sind. Ob sie es sich vielleicht auch leisten können, mal den Kopf ganz unbedeckt zu lassen? Es ist ein lohnendes Thema, es kann die Spannung lösen und die Angst mildern. Aber es ist gut, sich immer zu vergegenwärtigen, dass man damit die eigentlichen Probleme, die manchmal gefährlichen Nebenwirkungen der Chemotherapie in den Hintergrund drängt und die Sorge auf das kleinere Übel verschiebt.

Im Moment ist es wahrscheinlich eine große Hilfe, sich um das nächstliegende Sorgen zu machen und nicht nach Risiken zu fragen, deren Folgen in mehr oder weniger ferner Zukunft liegen. Aber manchmal verschieben Patienten ihre Ängste auch auf eine sehr dysfunktionale Weise. Die Angst vor der Krankheit wird manchmal auf die Angst vor der Therapie verschoben, die man dann verweigert, nach Alternativen sucht und so allzu leicht in die Fänge eines Scharlatans und Wunderheilers gerät. Dem Krankenhaus kann man davonlaufen, den Ärzten auch – der Krankheit nicht. Das hat manchmal ganz unglückliche Folgen.

5 Die Belastung von Patient und Therapeut

Die Belastungen des Patienten

Wenn wir von der Belastung des Patienten sprechen, meinen wir zwar auch die körperliche Belastung, die je nach Krankheitssituation des Patienten mehr oder weniger ausgeprägt ist. Im Mittelpunkt des psychoonkologischen Gespräches stehen aber die vielfältigen **seelischen Belastungen**, die mit der Krankheit verbunden sind: Angst und Traurigkeit, Ohnmacht und Hoffnungslosigkeit, Belastungen in der Beziehung zu sich selbst aber auch zu den Angehörigen, dem gesamten sozialen Umfeld und nicht zuletzt auch in seinem spirituellen Selbstverständnis. So bedeutet die »bösartige« Erkrankung eine schwere Beeinträchtigung des Selbstwertgefühls und die tief gehende Erschütterung der persönlichen Integrität. Sie ist oft verbunden mit einem schwer lastenden Hader: Hader mit dem Schicksal, mit dem Körper und auch mit der eigenen Person. Vielfältige Schwierigkeiten in der Partnerschaft, in der Familie, im Freundeskreis aber auch Probleme am Arbeitsplatz, finanzielle Probleme usw. sind zuweilen kaum zu lösen oder auch nur auszuhalten.

Auf den einzelnen Wegstrecken werden wir all diesen Schwierigkeiten begegnen. Grundsätzlich konzentrieren wir uns auf die Belastung, nicht auf die durch sie hervorgerufenen Symptome. Dies erscheint erst einmal ganz einfach und logisch, ist aber für Mediziner nicht selbstverständlich. Wir sind auf hoch spezialisierte Weise daran gewöhnt, Symptome wahrzunehmen, sie zu erfragen und zu einem Gesamtbild zusammenzufügen, das dann eine Diagnose ergibt. Haben wir diese gefunden, geht es den medizinischen Gang weiter. Im Sinne einer konzeptgesteuerten Wahrnehmung wird sich die Aufmerksamkeit dann ganz darauf richten und andere Signalen, die mehr die Befindlichkeit des Gegenübers zeigen kaum noch wahrnehmen.

In unseren Gesprächen geht es aber um Belastungen. Dies klarzustellen ist für beide Seiten von großer Bedeutung. Für den Therapeuten bedeutet es, dass er seine Aufmerksamkeit anders einstellt, etwas vereinfachend gesagt: *vom Befund zur Befindlichkeit*. Für den Patienten bedeutet es eine große Erleichterung, wenn die Aufmerksamkeit ihm gilt und nicht seiner Krankheit.

Seit Jahren schon wird in der Psychoonkologie nach geeigneten Screening-Methoden gesucht, um möglichst früh herauszufinden, wer psychoonkologische Hilfe braucht. Die dabei eingesetzten Fragebögen, wie z. B. HADS (*Hospital Anxiety and Depression Scale*) oder andere Testverfahren, die vor allem in der Psychiatrie eingesetzt werden, sind zwar sehr bewährt, messen aber eigentlich nicht das, was wir wissen wollen. Der wesentliche Nachteil ist vor allem darin zu sehen, dass nach einer »Psychodiagnose« gesucht wird, die in unserem Gesundheitssystem die Zuweisung zu einem Spezialisten rechtfertigt, also etwa eine depressive Reaktion, eine Angstneurose, Panikattacken, vielleicht auch eine pathologische Krankheitsverarbeitung. Die Patienten haben ein sehr feines Gespür dafür und reagieren deshalb entsprechend zurückhaltend: »Ich bin doch nicht verrückt, ich habe Krebs, kein psychisches Leiden!« Wenn es auch nicht immer so krass ausgesprochen wird, so schildert es doch die Situation des Patienten, der sich verständlicherweise dagegen wehrt, seine Reaktionen als krankhaft einstufen zu lassen. Deshalb sollte es unser Ziel sein, die Patienten nicht erneut zu pathologisieren, sondern ihnen deutlich zu machen, dass sie unter schwerwiegenden Belastungen leiden, bei deren Bewältigung wir Ihnen helfen wollen. Auf einen Nenner gebracht heißt das: Problematisieren, nicht Pathologisieren!

Diese Überlegungen veranlassten in Amerika das NCCN (*National Cancer Center Network*), nach Alternativen zu suchen, durch die sich die Patienten nicht stigmatisiert fühlen. Im Jahr 2003 übernahm das NCCN aus der Anästhesie eine Analogskala, mit der die Patienten die Intensität der Schmerzen darstellen konnten (Abb. 2) und übertrugen sie auf die Intensität der Belastungen, die dann noch etwas detaillierter angegeben werden konnten.

In Anlehnung daran entwickelten sie dann einen »**Belastungsmesser**«, mit dem die Belastung des Krebspatienten eingeschätzt werden kann (Abb. 3).

Dieser Belastungsmesser hat mittlerweile internationale Verbreitung gefunden. Er hat sich sehr bewährt und vielfältige vergleichende Tests mit anderen Verfahren gut bestanden. Der größte Vorteil liegt wohl darin, dass er keine Abwehrreaktionen hervorruft, sondern rasch deutlich macht, worum es in den dann folgenden Gesprächen gehen wird.

Selbst wenn wir dann noch eine Diagnose für den Kostenträger brauchen sollten, können wir von einer akuten oder chronischen Belastungsreaktion ausgehen, die zwar keine Krankheit im eigentlichen Sinne darstellt, aber einen behandlungsbedürftigen Zustand beschreibt. Diese Situation ist in der Medizin ganz selbstverständlich. Auch der Sportler, der sich ein Bein gebrochen hat, wird durch seine Schmerzen kein »Schmerzpatient«, sondern bleibt Unfallpatient, seine Schmerzen aber werden selbstverständlich behandelt.

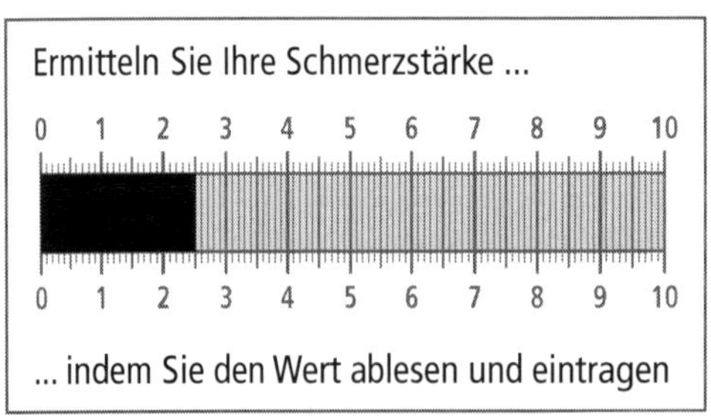

Abb. 2 Schmerzskala zur Ermittlung der Schmerzstärke.

Markieren Sie auf dem Belastungsmesser die Zahl, die Ihre Belastung in der letzten Woche am besten wiedergibt.

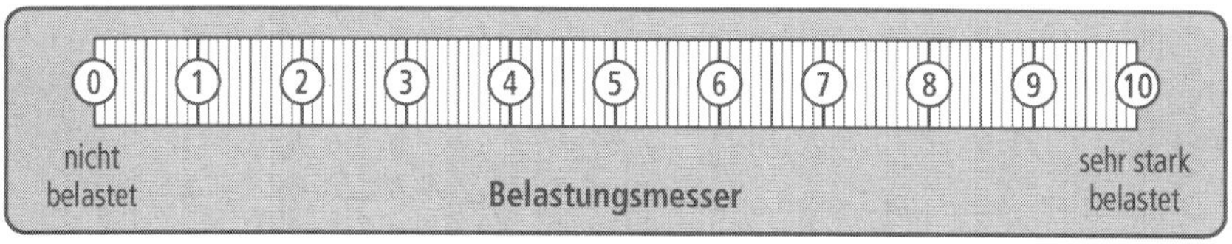

Kreuzen Sie für jeden der aufgeführten Bereiche an, ob Ihnen einer der dort genannten Punkte in der letzten Woche Probleme bereitet hat.

		ja	nein
1. Probleme im Alltag	Arbeit/Schule	☐	☐
	Beförderung	☐	☐
	Kinderbetreuung	☐	☐
	Versicherung	☐	☐
	Wohnsituation	☐	☐
2. Probleme in der Familie	im Umgang mit dem Partner	☐	☐
	im Umgang mit den Kindern	☐	☐
3. Probleme im Gefühlsbereich	Ängste	☐	☐
	Depression	☐	☐
	Nervosität	☐	☐
	Sorgen	☐	☐
	Traurigkeit	☐	☐
4. Religiöse und spirituelle Belange	in Bezug auf Gott	☐	☐
	Verlust des Glaubens	☐	☐
5. Körperliche Probleme	angeschwollen/aufgedunsen Fühlen	☐	☐
	Atmung	☐	☐
	äußeres Erscheinungsbild	☐	☐
	Bewegung/Mobilität	☐	☐
	Durchfall	☐	☐
	Entzündungen im Mundbereich	☐	☐
	Erschöpfung	☐	☐
	Essen/Ernährung	☐	☐
	Fieber	☐	☐
	Kribbeln in Händen und Füßen	☐	☐
	Schlaf	☐	☐
	Schmerzen	☐	☐
	sexuelle Probleme	☐	☐
	trockene, juckende Haut	☐	☐
	trockene, verstopfte Nase	☐	☐
	Übelkeit	☐	☐
	Veränderungen beim Wasserlassen	☐	☐
	Verdauungsstörungen	☐	☐
	Verstopfung	☐	☐
	Waschen/Ankleiden	☐	☐

Abb. 3 Belastungsmesser (verändert nach Mehnert et al. 2006).

In Analogie dazu haben auch die Krebspatienten durchaus einen Anspruch auf spezialisierte Hilfe bei der Bewältigung ihrer schweren Belastungen, ohne psychisch krank zu sein. Eine Diagnostik entsprechend der psychopathologischen Krankheitsbegriffe hätte häufig auch eine Gleichsetzung zur Folge, die sich zwar manchmal anbietet aber völlig in die Irre führt, wenn man versuchen würde, eine nachvollziehbare und meist auch sinnvolle Belastungsreaktion, z. B. eine existenzielle Angst bei der Gefahr eines Rezidivs, so zu behandeln wie eine Krankheitsphobie.

Die Belastungen des Therapeuten

Betrachten wir nun die Belastung des Therapeuten, dann denken die meisten wohl daran, wie man es aushalten kann, so viel Leiden mitzuerleben. Wie kann man empathisch zuhören, sich in die Situation des Patienten hineinversetzen und dann nach Hause gehen, alles hinter sich lassen, sein eigenes Leben weiter leben? Nun, in dieser Hinsicht unterscheidet sich die Psychoonkologie nicht wesentlich von anderen psychotherapeutischen Tätigkeiten. Bei der Behandlung von traumatisierten Patienten erfährt man sicher vergleichbar viel Leid.

Zwei Arten der Belastungen sind dabei zu unterscheiden:

- die Abgrenzung vom Leiden des Patienten,
- die Belastung durch die eigenen Reaktionen.

Abgrenzung vom Leiden des Patienten

Geht es um die Begegnung mit dem Leiden der Patienten, dann kann ein Therapeut sich hoffentlich ausreichend abgrenzen, sodass er sich nicht damit identifizieren muss und das Leiden mit nach Hause nimmt. Manchmal gelingt das nicht so gut, meist, wenn der Therapeut überanstrengt, müde oder mit anderen Problemen überlastet ist. Dann wäre es Zeit, sich im Gespräch mit Kolleginnen und Kollegen Hilfe zu holen und Schritte im Sinne der Psychohygiene zu unternehmen, entsprechend den Möglichkeiten, die ihm zur Verfügung stehen. Als kollegiale Hilfsmöglichkeiten sind besonders Intervisionsgruppen zu empfehlen oder Qualitätszirkel, wie sie vielerorts zu finden sind. Aber auch eigene Hilfsmöglichkeiten wie Meditation, Imaginati-onstechniken oder einfaches Schreiben eines Tagebuches helfen, wieder zu sich zu finden und sich seine eigenen Gefühle und Handlungsimpulse zugänglich zu machen.

Belastung durch die eigenen Reaktionen

■ Mobilisierung eigener Erfahrungen

Besonders schwierig wird es mit den Belastungen durch die eigenen Reaktionen bei der Begleitung und Behandlung des Patienten, wenn dadurch leidvolle eigene Erfahrungen mobilisiert werden, die der Therapeut selbst noch nicht ausreichend bewältigt hat. Allzu leicht werden dann eigene Krankheitserfahrungen, Verluste, Trauer und Verzweiflung wieder gegenwärtig und die Grenzen zwischen Patient und Therapeut verwischen. Man trägt am gemeinsamen Leid, das für den Patienten nicht nur in der Vergangenheit liegt, sondern immer auch die gegenwärtige Existenz begleitet. Dies unterscheidet die Psychoonkologie von der Traumatherapie. Beim Krebspatienten ist die traumatisierende Erfahrung nicht vorbei, sondern besteht weiter.

Die verschiedenen Erlebnisse im Verlauf der Erkrankung sind zwar Vergangenheit, nicht aber die anhaltende Bedrohung durch die Gefahr eines Rezidivs oder einer Metastase. Dies macht eine distanzierende Bearbeitung der Angst unmöglich. Vielmehr geht es nun darum, die **Unsicherheit der menschlichen Existenz** zu akzeptieren. Damit begibt sich die Therapie aber in Bereiche, die für alle von Bedeutung sind – auch für den Therapeuten, der sich notwendigerweise mit seiner eigenen Sterblichkeit auseinandersetzen muss. Tut er es nicht, so wird er ständig versuchen, die Patienten und sich selbst auf schönfärberische Weise zu beschwichtigen, was auf Dauer nicht gelingt und vor allem unendlich viel Kraft kostet. Die Wahrheit holt einen doch ein, raubt einem den Schlaf und mobilisiert alle möglichen eigenen Abwehrreaktionen.

Das früher theoretische Wissen von der Begrenztheit unseres Daseins wird nun im Dialog zu einer Erfahrung, die gegenwärtig bleibt. Auch der Therapeut wird sie nicht los und muss lernen, mit ihr zu leben. Diese Erfahrung ist nur vorübergehend eine wirkliche Belastung und wird, wenn sie reflektierend angenommen wird, bald zu einer Bereicherung. Sie ermöglicht vielleicht sogar eine neue Gelassenheit. Darüber hinaus gilt es, die Begrenztheit der therapeutischen Möglichkeiten zu akzeptieren und sich mit den Interventionen auf das Wesentliche und Aktuelle zu fokussieren. Dabei müssen andere Reaktionen und Geschehnisse in der Beziehung zum Patienten unbearbeitet bleiben. Manchmal reicht einfach die Zeit nicht, da z. B. erneute Krankenhausaufenthalte oder Rehamaßnahmen die Therapie wieder unterbrechen, manchmal wäre aber auch die Versuchung groß, sich mit den weniger belastenden Fragen zu beschäftigen und eine Verschiebung auf das kleinere Übel mitzumachen, ohne es zu bemerken. Deshalb empfiehlt es sich, den Fokus immer wieder auf die größte Belastung zu richten.

■ Problematische Interaktionen zwischen Patient und Therapeut

Besonders schwer wird es für beide, Patient und Therapeut, wenn der Patient in seiner Beziehungsgestaltung Gefühle und Erfahrungen ausagiert, die in uns Reaktionen mobilisieren, von einer Art, die wir sonst nicht an uns kennen. Beobachtet der Therapeut wiederholt bei sich diese ihm fremden Reaktionen oder wird er gar von anderen darauf angesprochen, ist dringend eine Supervision oder kollegiale Intervision geboten.

Möglicherweise haben sich Patient und Therapeut in eine schwer zu durchschauende Konstellation verstrickt, die sich etwa so erklären lässt: Die intensiven und oft widersprüchlichen Gefühle können vom Patienten zuweilen nicht mehr »unter einen Hut gebracht werden«. Dies führt dann dazu, dass er sie nicht bewusst erlebt und nicht darüber sprechen kann, diese Gefühle in seinem Handeln aber zum Ausdruck bringt. Diese Diskrepanz wird auch vom Therapeuten nicht bewusst wahrgenommen, auch er kann nur über das sprechen, was ihm bewusst angeboten wird. Er reagiert aber mit Handlungsimpulsen, möglicherweise auch mit konkretem Handeln, das aber keineswegs seinem Wesen entspricht, sondern als Interaktion mit dem Gegenüber zu verstehen ist. Da sich diese Interaktion unbewusst abspielt, ist sie schwer wahrzunehmen und führt oft zu erheblichen Irritationen, wenn sie nicht rechtzeitig entdeckt und ans Tageslicht geholt wird.

Ein relativ häufiges Beispiel ist die Todessehnsucht mancher Patienten, die alle therapeutischen Belastungen motiviert und tapfer auf sich nehmen und dabei die verständliche Müdigkeit und Erschöpfung nicht zulassen. Dies hat zur Folge, dass die Sehnsucht nach Ruhe – vielleicht sogar nach der ewigen Ruhe – ausgeblendet bleibt, sich aber in Gestik, Mimik und oft auch im Gang so unmittelbar ausdrückt, dass der Therapeut mit einem ihm sonst fremden Gefühl der Hoffnungslosigkeit reagiert. Er gerät in Versuchung, seine therapeutischen Bemühungen für sinnlos und vergeblich zu halten. Dies wiederum führt dann beim Patienten zur Angst, der Therapeut habe ihn schon aufgegeben. Dieser **Teufelskreis der unbewussten Kommunikation** schließt sich auf fatale Weise.

Es ist verständlich, dass ein Patient nicht über alles sprechen möchte, was ihn neben seiner Krankheit sonst noch beschäftigt, seien es z. B. persönliche oder finanzielle Probleme, die Möglichkeit, bei der Versicherung oder beim Arbeitgeber irgendwelche Vorteile zu erreichen. Wenn diese »verschwiegenen« Themen zu viel Raum einnehmen, wirkt sich das auch auf die anderen Gesprächsinhalte aus, meist dergestalt, dass der Patient mit seinen Äußerungen vorsichtiger wird und jedes Wort auf die Goldwaage legt. In der Regel spüren wir das als Therapeuten nicht unmittelbar, sondern werden ungeduldig, vielleicht auch ärgerlich, stellen Fangfragen und entwickeln einen fast detektivischen Gesprächsstil, um diese zurückhaltende Art des Patienten zu durchdringen – mit leicht absehbaren Folgen.

Die Reaktion des Patienten lässt nicht lange auf sich warten, er wird noch vorsichtiger. Dieses Wechselspiel kann eine Weile anhalten, eskalieren und zum Abbruch der Therapie führen, wenn es nicht erkannt wird. Doch dieses Wechselspiel zu erkennen ist schwierig. Deshalb ist es erstrebenswert, einen feinen Sinn dafür zu entwickeln, ob man sich in seiner Art treu bleibt oder auf eine Weise reagiert, die man an sich selbst nicht kennt. Dies wäre ein frühzeitiger Hinweis auf die geschilderten verdeckten Beziehungskonflikte, die beiden Beteiligten so schwer zugänglich sind. Bei der Behandlung einer neurotischen Erkrankung wäre dies zu bearbeiten, und wenn es gut geht durch bewusste Entscheidung entweder in ein offenes Gespräch zu überführen oder als bewusstes Verschweigen zu akzeptieren. Im psychoonkologischen Gespräch aber steht dies nicht zur Debatte, da es nicht zum Behandlungsauftrag gehört.

Zudem ist bei einigen Patienten die Zeit so begrenzt, dass viele andere Dinge im Vordergrund stehen. Also muss der Therapeut für sich eine Möglichkeit finden, diese Konfliktkonstellation unbearbeitet auszuhalten, ohne dass es das Gespräch beeinträchtigt. Eine gute Supervision oder eine Intervisionsgruppe sind in dieser Situation Gold wert, da die Kollegen diese Interaktion meist schnell durchschauen und einen darauf hinweisen können. Solche Situationen zeigen auch die Bedeutung einer guten Selbsterfahrung in der therapeutischen Ausbildung.

■ Gemeinsame Konfrontation mit den Grenzen des Machbaren

Oft entsteht dem Therapeuten eine weitere unabwendbare Belastung aus dem Miterleben der Schwierigkeiten, mit denen die Patienten zu kämpfen haben. Es sind nicht nur unverständige Angehörige, deren Verhalten einen manchmal in ohnmächtige Wut versetzt, zuweilen sind es auch Ärzte und Pflegepersonal, die, meist ohne ihr Wissen, dem Patienten das Leben schwer machen. Am ehesten aber geraten Patient und Therapeut gemeinsam in eine sehr belastende Situation der Ohnmacht, wenn sie in Verstrickungen mit Behörden und Dienststellen geraten, bei denen man nur selten mit den gleichen Sachbearbeitern zu tun hat und die normierten Antworten schon kennt, die dort am Bildschirm aufgerufen werden – welche in der konkreten Situation aber nicht weiterhelfen.

Häufig haben Therapeuten selbst ähnliche Erfahrungen gemacht, sodass sie sich nun allzu leicht mit dem Patienten nicht nur solidarisieren, sondern identifizieren und mit ihm die Ohnmacht teilen müssen, wenn sie sich nicht ausreichend abgrenzen können. Auch hier geht es um die Grenzen des Machbaren und um das Aushalten des Nicht-Machbaren. Auch das muss geleistet werden, in späteren Stadien der Krankheit bleibt es womöglich das Letzte, womit man dem Patienten noch begleitend helfen kann. Auch wenn man die Sache selbst nicht ändern kann, bleiben immer noch Handlungsspielräume. Dieser **»tätige Fatalismus«** ist keineswegs als Passivität zu verstehen. Er hilft, die Situation zu ertragen und kann dem Patienten auf allen Wegstrecken eine wertvolle Hilfe sein. Dieser Fatalismus ähnelt dem aktiven Akzeptieren des eigenen Schicksals in Form des Kismets im Islam und dem trotzigen Sisyphos eines Albert Camus, der zu einer meiner Lieblingsfiguren wurde.

> Abgrenzung und die Bewältigung der in der Begegnung mit dem Krebspatienten mobilisierten, eigenen Belastungen gehören zu den wesentlichen Anforderungen an einen psychoonkologisch tätigen Therapeuten. Dies erfordert Supervision, Selbsterfahrung und eine Selbstfürsorge, die einen durch die Nutzung persönlicher und sozialer Ressourcen bei Kräften hält.

6 Bewältigungsstrategien

Der Begriff des **Coping** wird häufig auf die Fähigkeit zur Stressreduktion reduziert, was aber eine zu enge Betrachtungsweise ist. Der Begriff der Krankheitsbewältigung oder allgemeiner der Bewältigungsstrategien in Belastungssituationen beschreibt es besser und schließt auch weitere Bereiche ein. Vor etwa dreißig bis vierzig Jahren hat sich die Forschung sehr intensiv mit dieser Thematik beschäftigt. So auch Kübler-Ross (1971), die in ihrem Modell von den fünf Sterbephasen ihre Erfahrungen schildert, die sie im Gespräch mit Sterbenden gemacht hat. Ihre Einteilung in die verschiedenen Phasen blieb jedoch nicht unwidersprochen.

Es folgte eine differenziertere Betrachtungsweise der Bewältigungsstrategien von Lazarus und Launier (1978). Die weitere Forschung führte zu einer so weitgehenden Differenzierung der Bewältigungsstrategien, dass sie für die Anwendung in der täglichen Psychotherapie nur wenig Nutzen brachte.

Eine Reihenfolge wie bei Kübler-Ross, einen regelhaften Ablauf der unterschiedlichen emotionalen Befindlichkeiten, konnte ich bei Krebspatienten nicht beobachten. Die Art der Krankheitsbewältigung wird wohl im Wesentlichen von zwei Faktoren bestimmt:

- von der **Persönlichkeitsstruktur** des Betreffenden, die wesentlich darüber entscheidet, welche Strategien er bevorzugt, und
- von der jeweiligen **aktuellen Situation** – die Patienten müssen sehr flexibel ihre Möglichkeiten nutzen, je nachdem, welche Probleme gerade zu bewältigen sind.

Es sind stets mehrere Strategien nötig, um die Belastungen auf den verschiedenen Ebenen zu bewältigen, um dann angemessen handeln zu können. So ist auf den Ebenen Denken, Fühlen und Handeln zu beobachten und zu beschreiben, wie der Patient reagiert.

Diese Unterscheidung wird besonders deutlich in den Beschreibungen der Coping-Strategien durch Moos (1986) und Heim et al. (1983).

Ihren ausführlichen Überlegungen entnehme ich die folgenden drei wesentlichen Bereiche, ergänzt mit eigenen Beispielen:

- **bewertungsorientiertes Coping:**
  - logische Analyse,
  - kognitive Umdefinition,
  - kognitives Vermeiden;
- **handlungsorientiertes Coping:**
  - Bemühen um Information und Hilfe,
  - problemlösendes Handeln,
  - Streben nach neuen Aufgaben;

- **emotionsorientiertes Coping:**
  - affektive Steuerung,
  - emotionale Entladung,
  - Akzeptanz.

In diesen drei Bereichen beschreiben Sie Formen der Bewältigung, die stark an die Abwehrmechanismen in der Psychoanalyse erinnern. Sie betrachten diese Formen jedoch nicht unter dem Aspekt eines pathologischen Geschehens, sondern nur nach ihrer funktionalen oder *dysfunktionalen* Wirkung beim Bewältigen der jeweiligen Belastung. Mit dieser transparenten Beschreibung ist es auch im Verlauf eines Gespräches gut möglich, das jeweilige Coping zu erkennen und zu beschreiben. Tut man dies nicht, so besteht die Gefahr, dass man sich zu sehr von der Dramatik des Geschehens fesseln lässt und dabei den systematischen Blick auf die Situation verliert. Es ist deshalb nötig, sich nach einem Gespräch die wesentlichen Inhalte noch einmal zu vergegenwärtigen und dann auch zu überlegen, ob die Art und Weise wie der Patient seine Coping-Strategien einsetzt, hilfreich ist oder in eine emotionale Sackgasse führen wird. Das ist natürlich auch immer von der jeweiligen Krankheitssituation abhängig.

Bewertungsorientiertes Coping

Logische Analyse

■ **Vernünftig sein:** Die logische Analyse der jeweiligen Situation kann dem Patienten durchaus helfen den irrationalen Ängsten mit rationalen Überlegungen zu begegnen, sodass er vernünftig reagieren kann. So kann er sich z. B. den Mythos Krebs vergegenwärtigen, versuchen, sich davon zu distanzieren und eine vernünftige Einstellung dazu gewinnen.

■ **Rationalisieren, Intellektualisieren:** Es kann durchaus sein, dass der Patient die logische Analyse übertreibt, die Gefühle abspaltet und dann nur noch rationalisierend und intellektualisierend an die Dinge herangeht. Das kann dazu führen, dass sich die Gefühle anstauen und ihn plötzlich überfluten, sodass er in diesem Zustand völlig irrational reagiert, z. B. plötzlich die Operation verweigert oder aus dem Krankenhaus davonläuft.

Kognitive Umdefinition

■ **Das Beste daraus machen, dem Ganzen einen Sinn geben:** Dies ist eine hohe Fähigkeit, die sich vor allem auch in den Selbsthilfegruppen findet. Sie setzt voraus, dass der Patient seine Krankheit nicht nur als einen unglücklichen Schicksalsschlag erlebt, sondern in der Lage ist, sie als Herausforderung zu betrachten und sich dieser zu stellen, wie es vielen Betroffenen immer wieder auf bewundernswerte Weise gelingt. Besonders beeindruckend finde ich das Beispiel einer Familie, die für ihre beiden behinderten Kinder keinen Platz im Kindergarten gefunden hatte und dergestalt darauf reagierte, dass sie mit anderen Eltern einen Kindergarten für behinderte Kinder gründete, der sich rasch etablierte und als Modell für weitere Neugründungen diente.

■ **Aus der Not eine Tugend machen:** Ein ganz ähnlicher innerer Vorgang ist es, wenn wir versuchen, aus der Not eine Tugend zu machen. Dies kann allerdings unbemerkt in eine Sackgasse führen. So gibt es Patienten, die sich nur noch mit Leidensgenossen unterhalten, ihre Krankheit als eine besondere Form der Reifung betrachten und die Gesellschaft anderer meiden, weil sie sich von ihnen nicht verstanden und anerkannt fühlen: »Die haben doch gar keine Ahnung«. Zuweilen nimmt dies auch bizarre Formen an, die durchaus gefährlich werden können, so etwa, wenn man die Krebserkrankung als den Einstieg in ein besseres und edleres Leben betrachtet, als eine Reaktion des Körpers, der damit etwas mitteilen will. Man gehört damit zu den besseren Menschen und hat das Recht, allen anderen mit Herablassung oder gar Verachtung zu begegnen. Als »Germanische Neue Medizin«, seit 1982 von Ryke Geerd Hamer propagiert, hat diese Einstellung in Deutschland mittlerweile viele Anhänger gefunden.

Kognitives Vermeiden

■ **Erinnerung an Schmerzen und Übelkeit unterdrücken:** In vielen Situationen hilft es enorm, wenn man die Erinnerung an Schmerzen und Übelkeit unterdrücken kann. So berichten viele Krebspatienten, dass sie bei der ersten Chemotherapie sicher waren, sich niemals mehr einer solchen Behandlung zu unterziehen. Wird dies nach einigen Jahren doch wieder nötig, so haben viele die damaligen Belastungen vergessen. Sie wissen nur noch theoretisch, wie schlimm es damals war, ohne dass die Übelkeit und die Schmerzen wieder sinnlich in Erinnerung kommen oder wieder erlebt werden, wie es etwa bei traumatischen Erinnerungen der Fall ist. So können sie sich auch ein zweites Mal einer möglicherweise lebensrettenden Chemotherapie stellen. Ganz ähnliche Beobachtungen kann man bei Frauen nach der ersten Entbindung machen, die sich schwören, nie wieder ein Kind zur Welt zu bringen, dann aber den Geburtsschmerz vergessen und kurze Zeit später wieder glücklich dem zweiten Kind entgegensehen.

■ **Verleugnen und Verdrängen der Gefahr:** Diese Form des Vergessens oder des Verwerfens der Gedanken kann aber auch gefährlich werden, dann nämlich, wenn man sich einer Gefahr aussetzt, die man nur bewältigen kann, wenn man sich ihrer sehr bewusst ist und angemessen darauf reagiert. Um die Angst beim Bungee-Jumping zu bewältigen, wird die Gefahr häufig geleugnet. Die

Folge ist immer wieder ein Schleudertrauma, das dem Betreffenden lange zu schaffen macht. Ähnlich verhält es sich beim ungeschützten Geschlechtsverkehr, dessen Gefahr zwar jedem bewusst ist, ohne dass daraus immer die nötigen Konsequenzen gezogen werden.

Problemorientiertes Coping

Bemühen um Information und Hilfe

■ **Sachlichkeit, Selbsthilfe, Suche nach alternativen und ergänzenden Hilfsmöglichkeiten:** Sinnvoll und hilfreich in einer so belastenden Situation wie der Krebserkrankung ist die Suche nach Hilfsmöglichkeiten, die über die rein medizinische Versorgung hinausgehen. Der weite Bereich der Komplementärmedizin bietet dabei viele Möglichkeiten, die nun auch im Sinne der »Integrativen Onkologie« im Bereich der Schulmedizin allmählich salonfähig werden. Bei vielen dieser Methoden ist die Wirkung mittlerweile auch im Sinne der evidenzbasierten Medizin gesichert (SIO Guidelines 2009). Sie sind eine wertvolle Ergänzung zur schulmedizinischen Behandlung im Gegensatz zu vielen alternativmedizinischen Methoden, die eine schulmedizinische Behandlung ausschließen. Kann der Patient selbst etwas für seine Gesundheit tun und zum Heilungsverlauf beitragen, so schützt dies wirkungsvoll vor dem Gefühl der Ohnmacht und des Ausgeliefertseins. Der Patient bewahrt seine Autonomie und seine Gestaltungsmöglichkeiten.

■ **Unkritisches Einholen von Informationen:** Manche Patienten setzen alle Hoffnungen auf umfassende Information, verschlingen alles, was sie über ihre Krankheit lesen können, kaufen alle möglichen Bücher und geraten manchmal in abgrundtiefe Verwirrung, wenn Sie sich die Informationen aus dem Internet holen. Hier herrscht eine katastrophale Mischung aus Wissen, Halbwissen und schlichtem Unsinn. Wer solide Information sucht, der findet sie am besten bei KID (Krebsinformationsdienst des Deutschen Krebsforschungszentrums in Heidelberg, www.krebsinformationsdienst.de) oder beim ONKO-Internetportal der Deutschen Krebsgesellschaft (www.krebsgesellschaft.de/onko-internetportal/onko-internetportal.html). Wer selbst therapeutisch mit Krebspatienten arbeitet, tut gut daran, sich im Internet immer wieder umzuschauen, damit er weiß, welche Informationen seine Patienten dort finden. Auch ein Blick in die entsprechenden Chatrooms lohnt sich – vor allem, wenn man sich vergegenwärtigt, dass die zuweilen haarsträubenden Beiträge nicht von irgendwelchen Außerirdischen stammen, sondern von Menschen, die in der gleichen Situation sind wie jene Patienten, die uns gegenübersitzen.

Problemlösendes Handeln

■ **Realistische Notwendigkeiten akzeptieren:** Nur wer in der Lage ist, notwendige Operationen, Chemotherapien oder Bestrahlungen zu akzeptieren, kann sich auch aktiv gestaltend darauf einrichten und damit seinen Handlungsspielraum so erweitern, dass er wieder selbst Handelnder und nicht nur Behandelter ist. Wer sich dann frei genug fühlt, noch bei einem anderen Arzt eine Zweitmeinung einzuholen, kann selbst entscheiden und seine Autonomie wahren. Dies ist eine wesentliche Voraussetzung, um mit den behandelnden Ärzten an einem Strang zu ziehen, im Sinne des »shared decision makings« oder der gemeinsamen Entscheidungsfindung (im offiziellen Sprachgebrauch PEF = partizipative Entscheidungsfindung).

■ **Aktivismus, Flucht:** Als Reaktion auf die bedrohlichen Ohnmachtsgefühle flüchten sich manche Patienten in Aktivismus, fressen Informationen geradezu in sich hinein und besuchen eine Reihe von Spezialisten, um dann in erschöpfter Ratlosigkeit nicht mehr entscheiden zu können, sich zur Behandlung den Ärzte zu überlassen. Womöglich folgt dann noch eine Reihe weiterer komplementärer oder alternativer Therapien, die nicht nur eine Menge Geld kosten, sondern auch schaden können, wenn sie nicht mit den behandelnden Ärzten auf die bisherige Therapie abgestimmt werden. So kann der Patient, obwohl er sich aktiv und handlungsfähig fühlt, in eine Scheinautonomie mit neuen Abhängigkeiten geraten.

Streben nach neuen Aufgaben

■ **Ersatz für narzisstische Verluste, neue Möglichkeiten:** Schon die Krankheit selbst bedeutet eine massive Kränkung und eine spürbare Beeinträchtigung des Selbstbewusstseins und der Selbstwertschätzung. Kommen dann noch berufliche, soziale und finanzielle Schwierigkeiten dazu, fühlen sich viele Patienten unwert, als »altes Eisen« oder »Schrott« und fühlen sich fremd in der bisher vertrauten Gesellschaft, so, als gehörten sie nicht mehr dazu. Vielen Patienten gelingt es, diese Verluste zu akzeptieren und sich neu zu orientieren, ja, die leidvollen Erfahrungen nicht nur zu bewältigen, sondern an jene weiterzugeben, denen sie in ähnlichen Situationen damit helfen können. Dies geschieht in sehr konstruktiver Weise in vielen Selbsthilfegruppen, in denen die Patienten mit ihren eigenen Erlebnissen wertvolle Hilfestellung für andere Betroffene leisten.

■ **Narzisstischer Selbstläufer:** Manchmal wird man durch seine Krebserkrankung auch interessant bei den anderen, die hören wollen, was man alles so erlebt hat und wie man damit fertig wird. Dies kann ein durchaus hilfreiches Interesse sein, zuweilen aber steckt dahinter auch nur voyeuristische Neugier oder Sensationslust. Das Gefühl, auf einmal wichtig zu sein oder etwas Wichtiges mitzuteilen, kann einem durchaus über die tiefen Selbstzweifel hinweghelfen. Es wird aber gefährlich, wenn dieses Gefühl zum Selbstzweck wird und einen dazu drängt, immerzu und überall vom eigenen Leiden zu berichten und seine Identität allmählich aus der Krankheit zu beziehen. Zuweilen spüren wir das, wenn Menschen, die diesen Weg eingeschlagen haben, in Talkshows berichten, Leserbriefe oder Bücher schreiben, in denen sich alles nur um sie selbst und ihre Krankheit dreht. Es ist manchmal schwer zu erkennen, ob jemand in diese Sackgasse gerät. Manchmal merkt man es daran, dass die anderen Aktivitäten dieser Patienten, ihre Hobbys, ihre Freundschaften allmählich verkümmern und in ihrem Leben kaum mehr eine Rolle spielen.

Emotionsorientiertes Coping

Affektive Steuerung

■ **Angst aushalten, Hoffnung aufrechterhalten können, Gelassenheit:** Die hier genannten Fähigkeiten klingen nach großer persönlicher Stärke. Erfreulicherweise können die meisten Krebspatienten diese Stärke auch aufbringen. Das Schwierigste ist wohl, die Angst auszuhalten. Die meisten Patienten suchen Hilfe, um ihre Angst loszuwerden. Der erste wesentliche Schritt aber ist, dass sie diese Hoffnung aufgeben und bereit sind, zu lernen, wie man mit der Angst leben und sie als ständigen Begleiter akzeptieren kann. Gelingt ihnen das, dann spüren die Patienten auch, dass Hoffnung und Zuversicht nicht nur mit ihrer Situation vereinbar sind, sondern als eine starke und hilfreiche Reaktion auf das Wissen um die Bedrohung zu verstehen sind. Haben sie es soweit geschafft, dann besteht die große Chance, zur Gelassenheit zu finden, was sicher das erklärte Ziel aller psychoonkologischen Bemühungen ist. Ganz ähnlich verhält es sich mit Traurigkeit, Wut und Enttäuschung, die man nur aushalten kann, wenn man sie wahrnimmt, in entsprechenden Situationen auch zum Ausdruck bringt, aber nicht sein Leben davon beherrschen lässt.

■ **Affektabspaltung, rigide Starre, Indolenz, Gleichgültigkeit:** Als Gegenteil zur Gelassenheit wäre nun die Gleichgültigkeit zu verstehen. Der Betreffende reagiert kaum mehr auf seine Krankheit und versucht, sie nur mit dem Verstand zu bewältigen. Die Gefühle werden abgespalten und nicht mehr wahrgenommen. Sie gehören nicht mehr zum Patienten selbst. Natürlich gelingt es nicht, nur jene Gefühle aus dem Erleben zu verdrängen, die sich auf die Krankheit beziehen, vielmehr breitet sich diese Affektabspaltung allmählich auf das gesamte Leben des Patienten aus. Der Patient kann damit auch nicht mehr auf andere Menschen reagieren, er nimmt Stimmungen nicht mehr wahr und wird in seinen Reaktionen starr, unflexibel und zuweilen geradezu roboterhaft.

Emotionale Entladung

■ **Weinen, Klagen, die Verzweiflung zeigen:** So zu reagieren wird von den Betroffenen oft als beschämend erlebt, macht die anderen manchmal ratlos und gilt oft als Schwäche. Es ist aber eine große Stärke, wenn es dem Patienten gelingt, diese Reaktionen so weit unter Kontrolle zu halten, dass er nicht davon überrumpelt wird, sondern sie nur in der entsprechenden Umgebung zulässt. Diese, wie Psychotherapeuten sagen, »Regression im Dienste des Ichs« beinhaltet die Fähigkeit, seinen Gefühlen Ausdruck zu verleihen in Mimik, Gestik, in beredten Worten, aber auch auf kreative Weise in künstlerischer Gestaltung, Malen, Tanzen und Musik. Dies ist am ehesten möglich in einer wohlwollenden und geschützten Umgebung, im Freundeskreis, in einer Selbsthilfegruppe oder auch in einer therapeutischen Gruppe. Aus dieser kreativen Fähigkeit sind manche sehr hilfreiche und lesenswerte biografische Schilderungen einer Krebserkrankung entstanden, wie z. B. das Buch von Ruth Nadine Picardie (2007) »Es wird mir fehlen, das Leben« oder von Wulf Schröder (2005) »Der Feind in meinem Körper«.

■ **Maligne Regression:** Im Gegensatz zur vorher beschriebenen kreativen Regression ist die maligne Regression zu sehen, in der diese emotionale Rückkehr in einen kindlichen Zustand nicht verbunden ist mit einer gestalterischen Fähigkeit. Stattdessen bedeutet sie das Abgeben jeder Verantwortlichkeit, das Vermeiden jeder Anstrengung und eine ohnmächtige Verschiebung aller Überlegungen und allen Handelns auf die Klinik, die Ärzte und die Angehörigen, denen man sich völlig ausgeliefert fühlt.

Akzeptanz

■ **Aussöhnung und Trauer, Einfügen in einen transzendenten Rahmen:** Es gehört zu den besonders bewegenden Situationen, wenn die Patienten es schaffen, sich mit ihrem Sterben zu versöhnen. Dies gelingt jenen am ehesten, die auf einer Metaebene, z. B. in ihrem Glauben einem Sinn im Sterben selbst sehen. Manche verstehen es als Teil eines »ewigen Stirb und Werde«, als ein Schöpfungsprinzip. Im Volksglauben finden manche ein Vorbild dafür, wenn in großen Verwandtschaften Taufe und Beerdigung einander ablösen, wenn ein alter Mensch stirbt, um einem Neugeborenen Platz zu machen. Für manchen bedeutet der eigene Tod aber auch eine Erlösung aus einem qualvollen Dasein. Der Versuch aber, darüber hinaus dem Sterben einen Sinn zuzusprechen, gelingt meist nicht, wenn man das Leben nicht in einem größeren Zusammenhang sehen und erleben konnte.

■ **Resignation und Depression:** Glücklicherweise führt das Leiden nur selten in diese Zustände, aber die Gefahr besteht bei jedem. Meist ist es schwer zu erkennen. Rückzug und das Vermeiden aller Gespräche über das Sterben deuten beispielsweise darauf hin, vor allem, wenn der Patient z. B. keine Wünsche mehr äußert, keinen Besuch mehr wünscht und nicht mehr nach seinen Angehörigen fragt. Diese leisen Signale oder gar das Verstummen sind nur schwer zu verstehen, sodass in solchen Situationen fachpsychotherapeutische Hilfe hinzugezogen werden sollte, sonst läuft man Gefahr, den Patienten in einer sehr einsamen Hilflosigkeit alleine zu lassen.

7 Die Struktur der weiteren Gespräche

Auch die weiteren Gespräche sollten gut strukturiert werden. Als *äußere Struktur* empfiehlt es sich, mit dem Patienten gleich zu Anfang die Dauer des Gesprächs zu vereinbaren und dafür zu sorgen, dass man in dieser Zeit ungestört bleibt. Eine *innere Struktur* des Gesprächs ist vor allem für den Berater selbst von Bedeutung, da er sonst leicht an den sich ergebenden Fragen »hängen bleibt«, sodass für die Erörterung der eigentlichen Problematik nicht mehr ausreichend Zeit bleibt.

Die Zielsetzung

Ziel des Gesprächs ist es, die Situation des Patienten zu erfassen und auf die derzeit wesentliche Belastung zu fokussieren. Dann geht es darum, zu verstehen, wie er diese Belastung aushält und verarbeitet. In einem weiteren Schritt folgen dann Überlegungen zu den Ressourcen, die dem Patienten schon zur Verfügung stehen oder noch erschlossen werden können.

Die Situation des Therapeuten

Betrachten wir vorweg die Ausgangssituation für den Therapeuten – die Situation des Patienten leitet dann über zur Durchführung der Interventionen.

Drei typische Richtungen, die unser Verständnis von den psychischen Vorgängen nachhaltig geprägt haben, sind die tiefenpsychologischen, die lerntheoretischen und die imaginativen Verfahren. Gemeinsam ist allen, dass wir versuchen, die Situation des Patienten und die Strategien seiner Krankheitsverarbeitung zu verstehen, um dann im Dialog möglichst gut die hilfreichen von den weniger hilfreichen zu unterscheiden. Unsere Hilfe besteht darin, die sinnvoll erscheinenden Reaktionen des Patienten zu unterstützen, während wir für die anderen, weniger hilfreichen oder gar schädlichen Strategien gemeinsam mit dem Patienten nach Alternativen suchen. Die *imaginativen Verfahren* helfen uns dabei, eine möglichst plastische und farbige Vorstellung vom Erleben des Patienten zu bekommen. Die *lerntheoretischen Überlegungen* erkunden, welche neu zu erwerbenden Bewältigungsmöglichkeiten dem Patienten helfen könnten. Die *tiefenpsychologische Überlegung* lotet dann eher aus, was den Patienten daran hindern könnte, seine Fähigkeiten auch in dieser krisenhaften Situation sinnvoll einzusetzen. Dabei geht es nicht darum, neue Kompetenzen zu erwerben, sondern die Hemmnisse aufzuspüren, die es schwer machen, die vorhandenen zu nutzen. Alle diese, hier nur sehr oberflächlich charakterisierten Zugangsweisen haben ihre Vorteile und Schwächen. Gemeinsam ist ihnen die Vorstellung, es müsse doch einen guten Weg für den Patienten geben, den wir mit ihm zusammen finden wollen. Wir sind bereit, ihn auf diesem Weg zu begleiten.

Aber wie geschieht nun diese Unterscheidung zwischen hilfreichen und weniger hilfreichen Strategien? Erst einmal durch geduldiges empathisches Zuhören. Auch in dieser Situation erfordert die Empathie eine ausgeprägte Fähigkeit, sich abzugrenzen. In Kapitel 3 wurde diese Abgrenzung bereits als wichtige Voraussetzung besprochen, um Nähe überhaupt zulassen zu können. Hier erfüllt sie eine weitere, nicht weniger wichtige Funktion. Wenn wir versuchen, uns in die Situation des Patienten hineinzuversetzen, nachzuempfinden, wie es ihm geht, dann fragen wir uns reflektierend natürlich auch, wie es uns selbst in dieser Situation ergehen würde. Das ist der Kern des Perspektivenwechsels.

Natürlich fragen wir uns auch, wie wir reagieren, wie wir versuchen würden, die Situation auszuhalten: Und damit sind wir dann einen Schritt zu weit. Ohne es zu beabsichtigen, würden wir nun womöglich im Gespräch nach dem Muster reagieren: »Ich, in deiner Situation, würde mich so ... oder so ... verhalten«. Wir sind aber nicht in der Situation des Patienten. »Ich bin ich und nicht der Patient«. Andernfalls läuft etwas schief. Natürlich machen wir uns Gedanken im Sinne des Was-wäre-wenn, aber im Vordergrund steht das *Erleben des Patienten*, steht *sein Bemühen* um Bewältigung.

Die Schwierigkeit des Verstehens besteht nun darin, erst einmal eigene Gedanken, Gefühle, Fantasien und vor allem Wertungen beiseite zu lassen und sich ganz dem Patienten zuzuwenden. Selbst wenn uns seine Reaktionen und Strategien zunächst wenig hilfreich oder gar sinnlos erscheinen, gilt grundsätzlich: Diese haben ihren Sinn oder hatten ihn zumindest einmal. Also müssen wir versuchen, diesen Sinn zu verstehen. Wenn es um eine lebensbedrohliche Krankheit geht, können wir in der Regel sowieso meist nicht auf eigene Erfahrungen zurückgreifen. Vielmehr müssen wir uns ganz auf eine neue unbekannte Situation einlassen, die in ihrer existenziellen Bedeutung zuweilen auch eine neue Dimension bedeutet.

Diese geduldig erforschenden Versuche, den Sinn zu verstehen, haben dabei noch eine weitere, *schützende Bedeutung*. Stellten wir die Lösungsversuche des Patienten in Frage nähmen wir ihm in der Regel einen wichtigen Schutz. Wir würden einen unnötigen Widerstand provozieren. Denn: Es kann sein, dass er glaubt, seine Reaktion nun verteidigen zu müssen. Oder, und das ist mit Sicherheit destruktiv, er verstummt, will nicht mehr darüber sprechen und wechselt mit leicht verschämtem Lächeln bagatellisierend das Thema. Dann ist eine Chance vertan!

Ein weiterer Grund für eine klare Abgrenzung und prägnante Wahrnehmung der eigenen Befindlichkeit ist die Gefahr der *»projektiven Identifikation«*. Dieser schwer zu erklärende Vorgang wird in Kapitel 5 als problematische Interaktion zwischen Patient und Therapeut geschildert. Es geht dabei um jene Reaktion, bei der wir stellvertretend für die Patienten deren Sorgen, Ängste und Nöte erleben, die diese sich meist mit großem Aufwand vom Leib und von der Seele halten. Daher ist es eine wertvolle Hilfe, wenn wir in der Lage sind, solche Veränderungen in unserer »Gestimmtheit« wahrzunehmen.

Besonders gut gelingt dieser Selbstschutz, wenn wir in einem Qualitätszirkel oder in der Supervision diese Rückmeldung von anderen erhalten, da diese solche Veränderungen regelmäßig früher bemerken als wir selbst.

So beeindruckte mich ein Patient, mit welch zuversichtlicher Einstellung er sein Leben gestaltete – trotz seiner sehr schlechten Prognose –, während ich – ohne es zu bemerken – immer hoffnungsloser wurde. Erst als ein Kollege meinte: »So kenne ich dich gar nicht!«, wurde mir klar, dass ich den düsteren Teil im zwiespältigen Erleben übernommen hatte.

Abgrenzung macht also jene Nähe möglich, die wir brauchen, um dem Patienten mit empathischem Verständnis zu begegnen und eine Vorstellung davon zu bekommen, was in ihm vorgeht, wie er reagiert und vor allem, welchen Nutzen er aus seiner Reaktion zieht oder früher gezogen hat. Wenn wir in diesem Bewusstsein mit dem Patienten sprechen und versuchen, im wohlwollenden, wertschätzenden Gespräch unterstützend herauszufinden, was der Vorteil dieser Einstellung ist, dann können wir unter Umständen überraschende Reaktionen erleben.

Ein Beispiel aus der Psychotherapie kann das verdeutlichen.

Ein sehr freundlicher Patient berichtet von seiner Arbeit und den vielen netten Kollegen, die er als einziger Single natürlich auch in deren Urlaubsplanung unterstützt. Ich bestätige ihm seine kollegiale Art. Meine Vermutung, dass er dann nicht in der Ferienzeit, sondern im April und November, meist bei schlechtem Wetter, Urlaub macht, bejaht er lachend, wird dann aber still und nachdenklich. Als ich die Vermutung äußere, dass er dann sicher auch entsprechend beliebt bei seinen Kollegen sei, hellt sich seine Miene wieder auf, aber er meint dann doch mit einem hörbaren Seufzer: »Na ja, das schon, aber irgendwie geht das immer auf meine Kosten.« Dann lacht er und zitiert ein schwäbisches Sprichwort: »Die Gutmütigkeit ist der edlere Teil der Liederlichkeit.« Da ich seine Gutmütigkeit und sein Entgegenkommen nicht in Frage stellte, sondern den Sinn und die Vorteile mit ihm finden wollte, musste er sich nicht verteidigen – nein, er konnte nun selbst sein Verhalten infrage stellen.

Abgrenzung zur Psychotherapie bei neurotischen Erkrankungen

Zur klassischen Neurosentherapie gehört die Aufarbeitung der Vergangenheit, da die Reaktion auf gegenwärtige Belastungen nur dann verstanden werden kann, wenn wir die individuelle Entwicklungsgeschichte des Patienten kennen und eine Vorstellung davon haben, welche typischen Beziehungskonstellationen er erlebt

und verinnerlicht hat. Dies führt beim Rückblick natürlich immer wieder zu heftigen und oft schmerzhaften Erinnerungen. Das Vergessene, Verdrängte taucht wieder auf. Dem Patienten dieses erneute Durchleiden des Schmerzes zuzumuten ist nur damit zu rechtfertigen, dass wir ihm eine Nachreifung ermöglichen wollen, dergestalt, dass er durch die Konfrontation mit dem Schmerz der Vergangenheit diese Erlebnisse dann auch endgültig hinter sich lassen kann. Er hat es ja überstanden! Damit kann er frei werden für neue Möglichkeiten, sein Leben und seine Beziehungen sinnvoll und zufriedenstellend zu gestalten.
Dies ist jedoch *nicht* Aufgabe einer psychoonkologischen Betreuung und Behandlung. Bei dieser geht es um die *Gegenwart*!
Wir wollen herausfinden, welche seiner Bewältigungsstrategien dem Patienten dabei helfen können, seine Situation auszuhalten, und welche eher in eine Sackgasse führen, womöglich sogar eine zusätzliche Belastung bedeuten.
Der Rückgriff auf die Vergangenheit ist aus meiner Sicht nur bei folgenden Gegebenheiten sinnvoll:

- **Der Patient hat früher schon ähnlich schwierige Situationen erlebt und gut überstanden:** In diesem Fall kann es lohnend sein, sich die früheren Erfahrungen zu vergegenwärtigen und rückblickend festzustellen, welche Bewältigungsformen dem Pateinten geholfen haben und welche nicht. So können wir womöglich schon abschätzen, welche Strategien er besser vermeiden sollte und welche sich womöglich auch diesmal bewähren könnten.
- **Der Patient hadert mit früheren kritischen Situationen immer noch:** Vielleicht fühlt er sich ungerecht behandelt oder er entwickelt Strafängste etc. Dann könnte es hilfreich sein, diese Belastungen zurückzuverfolgen. So etwa, wenn ihr Ursprung in einer besonders rabiaten oder schuldbeladenen Erziehung oder anderen ähnlich traumatisierenden Erfahrungen zu finden ist. Gelingt es dem Patienten, diese Belastungen der Vergangenheit zu überlassen, dann könnte er zu seinem gegenwärtigen Schicksal ein neues Verhältnis finden.

Die Situation des Patienten

Wir können uns gut vorstellen, dass der Patient einer Vielzahl von Belastungen ausgesetzt ist, die ihn als ein Gemenge von meist nicht differenziert wahrnehmbaren unterschiedlichsten Gefühlen massiv bedrängen und zuweilen auch überfordern. Schon an seiner Ausdrucksweise können wir erkennen, wie Gefühle sich vermischen. So etwa, wenn die Situation den Patienten *»fertigmacht«*, wenn er das Gefühl hat, *»am Ende«* zu sein, wenn es ihm *»einfach mies«* geht etc. Solch einem quälenden, diffusen, »miesen« Zustand kann man auch nur sehr unspezifisch begegnen, indem man irgendetwas findet, was einem gut tut: ein *»Antimies«*? ein Schmerzmittel? Ablenkung? Alkohol?

Anders dagegen, wenn der Patient Klarheit gewinnt, wenn seine Schilderung der Befindlichkeit prägnanter wird, wenn er die verschiedenen Gefühle beim Namen nennen kann: Angst, Trauer, Wut, Kränkung, Ohnmacht etc. Sonst bleibt die Belastung maskiert, unerkannt und lässt kaum ein gerichtetes Handeln zu.

Manchmal wird es aber auch einfach zu viel. Unsere Psyche hilft uns dann dergestalt dabei, dass aus der Vielzahl quälender Empfindungen diejenigen herausgefiltert und dem Bewusstsein entzogen werden, mit denen wir die größten Schwierigkeiten haben. Dann nehmen wir bewusst nur noch die Bereiche wahr, mit denen wir am ehesten zurechtkommen. Coping-Strategien sind häufig Ausdruck dieser Verdrängungen, die Erleichterung und Schutz bedeuten. Aber: Auch wenn die entsprechenden Gefühle nicht mehr bewusst wahrgenommen werden, so behalten sie doch ihre Wirksamkeit und beeinflussen Stimmung und Handeln.

Wir versuchen von dem Patienten im Gespräch eine möglichst prägnante Schilderung der Situation im Denken, Fühlen und Handeln zu erhalten. Ein Rest bleibt ausgeblendet, unausgesprochen. Dort können wir vorerst jene Anteile des Erlebens belassen, die den Patienten noch zu sehr belasten und deshalb einer aktiven Bewältigung noch nicht zugänglich sind.

Elemente des Gesprächs

Die einzelnen Schritte im Gespräch entwickeln sich ganz analog zu den Schritten im Erstgespräch, allerdings mit anderer Gewichtung.

Wir lassen uns also erst einmal die aktuelle Situation schildern. Schon hier gilt es darauf zu achten, dass wir den Patienten nicht in der Schilderung seines Elends verweilen lassen, auch, weil er sonst in eine immer trübere Stimmung geraten kann bis hin zum nachvollziehbaren aber wenig hilfreichen Selbstmitleid. Wir versuchen, seine Reaktionen und Handlungen in den Mittelpunkt des Interesses zu rücken. Natürlich erkundigen wir uns nach seinem Befinden und seinen Befunden – gut, wenn wir auch die medizinischen Fachausdrücke verstehen, diese dem Patienten manchmal vielleicht auch übersetzen können. An der Art zu berichten erkennen wir vielleicht schon wie der Patient versucht, mit seiner Situation fertig zu werden. Bleibt er ganz in einer sachlichen Schilderung oder berichtet er überwiegend emotional?

Möglichst bald fokussieren wir dann auf die *derzeit stärkste Belastung* und versuchen zu verstehen, wie er es schafft, das alles zu bewältigen. Manchmal können wir nachfragen, wenn wir den Eindruck haben, dass ein Bereich ausgespart bleibt. Etwa mit einer Rückmeldung der folgenden Art: »Sie haben sich ja sehr gut informiert, sodass Ihnen die Fakten ganz klar sind. Wie geht es Ihnen denn damit?« Kommt dann wieder eine rationale Antwort, dann können wir davon ausgehen, dass die Gefühle erst einmal besser nicht angesprochen werden sollten und warten geduldig darauf, bis der Patient dies von sich aus tut.

Wir erleben aber natürlich auch die umgekehrte Situation, dass die Schilderung der chaotischen Gefühle, der Angst, der Trauer, der Resignation den

Blick auf die Fakten verstellt. Unsere Versuche, dies zu klären, bleiben unbeantwortet und bewirken neue emotionale Äußerungen. Das Wissen darum, dass es einen inneren Sinn hat, manche Seiten des Geschehens nicht anzuschauen, macht es leichter, die nötige Geduld aufzubringen, vor allem auch den Wunsch zu zügeln, selbst Klarheit zu bekommen. Erst allmählich entwickelt sich so bei uns ein Bild von der Art, wie der Patient mit seiner Situation umgeht: teils aus seinen *Schilderungen*, teils aus dem, was er *nicht berichtet* und unserer Beobachtung und Wahrnehmung überlässt.

Daran schließt sich die Überlegung an, welche dieser Strategien hilfreich sind und welche weniger, also die Unterscheidung zwischen funktionalen und dysfunktionalen Coping-Strategien.

Dies klingt nun so, als ob wir, die Therapeuten, diese Unterscheidung treffen würden – davor müssen wir uns aber hüten. Wie schon erwähnt, sind diese Strategien primär sinnvolle Möglichkeiten, schwierige Situationen zu bewältigen. Im Gespräch darüber wird sich dann herausstellen, dass die vom Patienten gewählten Strategien Vorteile, aber auch Nachteile mit sich bringen. Beide sollten wir uns vom Patienten benennen lassen, damit wir uns besser in seine Situation hineinversetzen können. Schließlich ist die Frage zu stellen, ob er diese Strategien beibehalten oder nach Alternativen suchen möchte. Und auch diese Suche können wir ihm nicht abnehmen, sondern nur unsere Hilfe anbieten.

Dieses Vorgehen hat zwei Aspekte: Der *Patient selbst* ist gefordert und durch die Art seiner Einfälle und Überlegungen können *wir* einen Eindruck davon gewinnen, was er sich selbst zutraut, jedoch auch, wohin seine Sehnsüchte und Wünsche weisen. Aber auch illusionäre Erwartungen an seine eigenen Kräfte oder an die Unterstützung durch andere werden dabei deutlich. Hier tut sich also ein weites Feld auf und es gehört eine sehr behutsame Art dazu, diese unterschiedlichen Aspekte mit dem Patienten zu besprechen und geduldig darauf zu warten bis sich realistische Überlegungen und Möglichkeiten allmählich abzeichnen.

Diese nun im Gespräch deutlicher werden zu lassen und zu konkretisieren ist der nächste Schritt und auch bei diesem geht es wiederum darum, dem Patienten viel Raum zu geben und eigene Überlegungen, Gedanken und Vorschläge erst einmal zurückzustellen. Das hat den Vorteil, dass der Patient tatsächlich sein eigenes »Repertoire« durchsucht und im wohlwollenden Dialog erfährt, dass es nicht nur seine eigene Sache ist, die Situation zu bewältigen, sondern dass wir ihm auch die Kräfte und Möglichkeiten zutrauen, um diese Aufgabe zu schaffen.

Ressourcen des Patienten

All das kostet den Patienten viel Kraft. Deshalb schließt sich nun die Frage nach den Möglichkeiten, Kraft zu schöpfen, seine Ressourcen zu nutzen an. Die Fülle der Möglichkeiten kann nur angedeutet werden. Die *körperlichen Ressourcen* (Sport, Bewegung, Sexualität) sind häufig eingeschränkt, aber dennoch von großer Bedeutung. Die *individuellen Ressourcen* wie Hobbys, Interessen etc. sind oft verschüttet, vielfach dem Beruf oder der Fürsorge für die Familie geopfert. Besonders wertvoll sind dabei die *sozialen Beziehungen*, eine wertvolle Unterstützung, die von den Patienten oft nicht genutzt wird, weil sie sich als Belastung erleben, als Zumutung für andere. Oft sind sie so mit ihrer Erkrankung beschäftigt, dass man sie zum Erzählen erst animieren muss, um Erinnerungen und Fantasien anzuregen, die dann allmählich wieder jene Elemente im Leben sichtbar werden lassen, bei denen die Patienten die Freude und Zufriedenheit erleben können, die sie brauchen, um einigermaßen die Balance zu halten. Es ist ja auch gut nachzuvollziehen, dass unsere Patienten in der belastenden Situation eher bedrückt reagieren, sodass sie keine besondere Freude an ihren früheren Hobbys finden oder sich auch nur schwer von der Freude anderer anstecken lassen.

Manchmal lohnt es sich auch von der Gefühls- auf die Verstandesebene zu wechseln und statt nach Hobbys nach *Interessen* zu fragen, die in den letzten Jahren vielleicht zu kurz gekommen sind, für die jetzt aber Zeit wäre. Interessen sind offensichtlich weniger mit Gefühlen verknüpft als Hobbys und können einen deshalb mit weniger emotionalem Aufwand ebenfalls sehr zufrieden stellen.

Ziel dieser Gespräche ist es immer, die Lebensqualität des Patienten zu verbessern. In der konkreten Situation geht es dann aber oft einfach darum, dem Betroffenen bei der Bewältigung seiner schwierigen Situation zu helfen, dass er sich nicht lähmender Angst oder Trauer überlässt und einen Weg findet, der ihn vor Resignation, Verzweiflung und Selbstmitleid schützt.

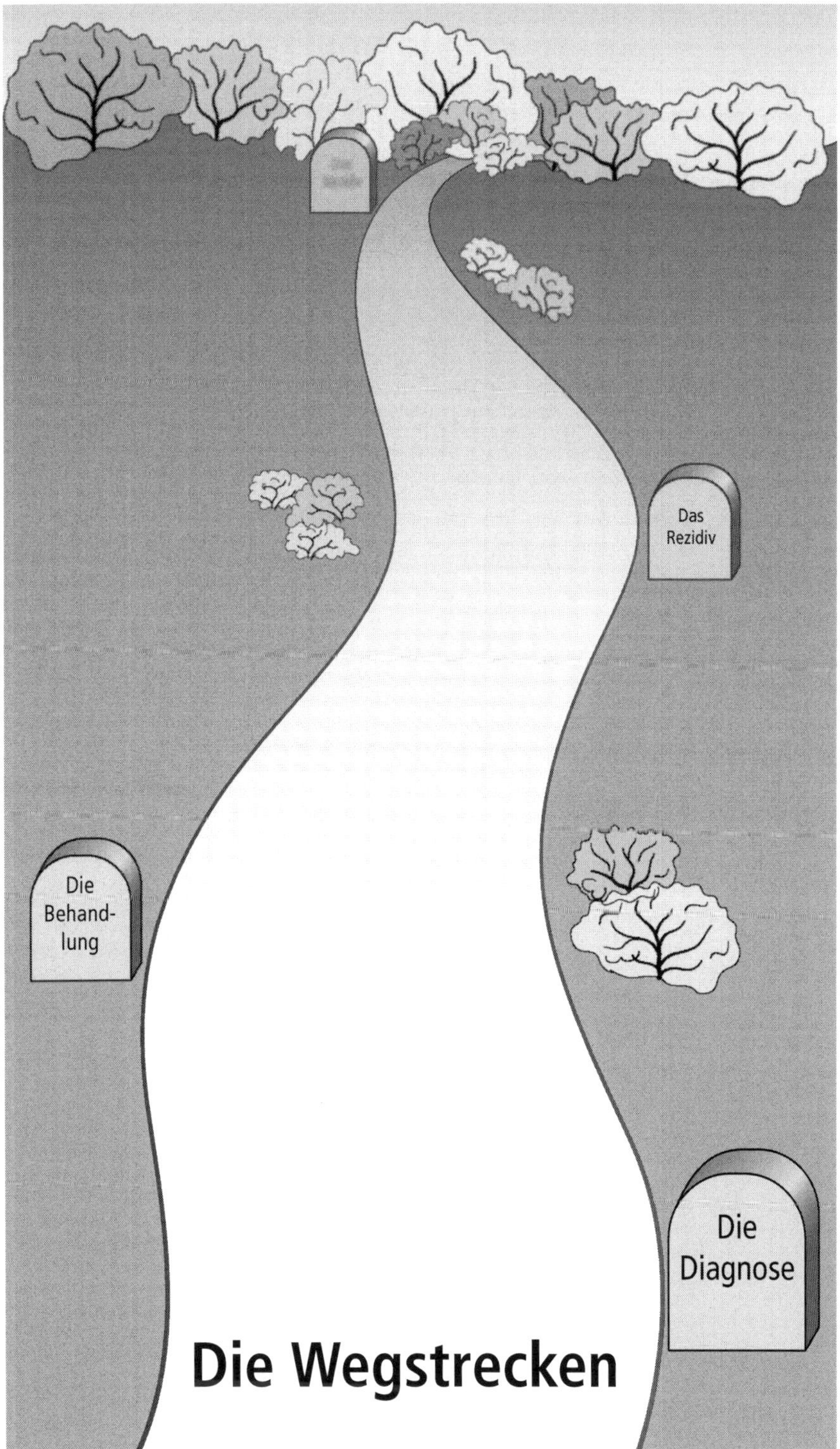

Die Wegstrecken

Wenn wir nun in den kommenden Kapiteln einige Patienten auf einem Stück ihres Weges begleiten, sollten wir uns vergegenwärtigen, dass diese Wegstrecken besonders schwierig sind. Die Gespräche, die ich schildere, sind Gespräche mit Patienten, die Hilfe suchten, weil sie auf ihrem Weg besonderen Belastungen ausgesetzt sind, sodass ihre Kräfte nachließen. Die Mehrzahl der Krebspatienten schafft diesen Weg alleine, ohne professionelle Hilfe, die ihnen zwar manchmal nützen würde, die sie aber nicht in Anspruch nehmen.

So schildern die folgenden Beispiele nicht den Normalfall - eine Hilfe als Psychotherapeut wird ja immer in besonderen Situationen gesucht. Meine Beispiele sind demzufolge eine Auswahl von besonders schwierigen Situationen, häufig Situationen, in denen etwas Außergewöhnliches passierte, vielleicht sogar etwas schief gegangen ist. Dennoch halte ich es für hilfreich, solche Situationen zu kennen, um zu wissen, worauf man achten sollte. Vielleicht kann der Therapeut dann frühzeitig und sinnvoll reagieren, wenn er sieht, dass ein Patient oder ein Angehöriger, vielleicht auch man selbst, Gefahr läuft, in solche Situationen zu geraten.

Die geschilderten Situationen und die Gespräche sind authentisch, aber manchmal in einer Weise verändert, dass die Situation, die Patienten und die behandelnden Ärzte nicht zu erkennen sind. Bei den Patienten versteht es sich aus Datenschutzgründen von selbst, bei den Kolleginnen und Kollegen ist es weitaus komplizierter. Manche der Situationen lassen die Kompetenz der Behandler in einem sehr kritischen Licht erscheinen, sodass Kritik und Vorwürfe naheliegen. Das würde den betreffenden Personen aber nicht gerecht, da alle Wegstrecken rückblickend geschildert werden, sodass die näheren Umstände unberücksichtigt bleiben. Gegenstand der Berichte ist aber das subjektive Erleben der Patienten, die diesen Weg gehen, und diese entschieden subjektive Betrachtungsweise führt notwendigerweise zum Weglassen all dessen, was das Verhalten der anderen Beteiligten verständlich machen könnte.

Es muss sich niemand verteidigen, da niemand angegriffen wird. Sollte sich doch jemand betroffen fühlen und Ähnlichkeiten mit eigenen Erlebnissen entdecken und nachdenklich werden, so wäre das eine durchaus erfreuliche Folge dieser Berichte.

8 Vom Verdacht zur Diagnose

Diagnostik gestern und heute

Früher dauerte es manchmal vier bis sechs Wochen, bis aus einem einfachen Verdacht eine gesicherte Diagnose wurde. Die Schritte einer Patientin mit Verdacht auf Brustkrebs durch die einzelnen Stationen Hausarzt, Gynäkologe, Mammografie, Stanzbiopsie und Pathologie nahmen jeweils etwa eine Woche in Anspruch. Das waren dann dreißig bis vierzig Tage voller Angst, aber auch ebenso viele Nächte – Angstnächte nicht nur für die Patientin selbst, sondern auch für ihren Mann, die Kinder und die ganze Familie. Wen wundert es, dass die Patientin, seelisch völlig erschöpft, die Diagnosemitteilung wie eine Urteilsverkündung erlebte und kaum noch richtig wahrnehmen konnte, was man ihr sagte.

Dies ist heute glücklicherweise nicht mehr so. Im Lauf der letzten zehn bis fünfzehn Jahre hat sich sehr vieles verbessert. Wir können heute davon ausgehen, dass vom Verdacht bis zur Diagnose rund acht bis zehn Tage vergehen. Ein besonderes Problem dabei bilden allerdings die Reihenuntersuchungen aus dem Mammografieprogramm. Hier bekommt die Frau eine Einladung, geht zur Mammografie, wobei sie noch nicht von einem Arzt untersucht wird, sondern lediglich mitgeteilt bekommt, dass man sie benachrichtigt, falls der Befund nicht in Ordnung sei. Sie müsse sich dann bei einem Arzt vorstellen. Dies ist dann allerdings nicht ihr Hausarzt oder ihr Gynäkologe, sondern der betreffende Arzt des Mammografiezentrums. In der Informationsschrift wird zwar darauf hingewiesen, dass sich die meisten Verdachtsfälle als harmlos erweisen, dennoch ist es eine extreme Belastung für die Frau, wenn sie ein paar Tage nach der Mammografie aufgefordert wird, sich doch bitte nochmals einzufinden, man müsse noch einmal nachschauen.

Das Schwierige in dieser Situation ist für viele Frauen die Anonymität dieser Institution. Sie hat keinen Ansprechpartner und muss nun einige Tage bis zur Nachuntersuchung warten. An ihren vertrauten Hausarzt oder Gynäkologen kann sie sich nicht wenden, er hat den Befund nicht. Vergegenwärtigen wir uns noch einmal den »Mythos Krebs« (s. S. 3), so ist leicht nachzuvollziehen, wie nahe die betreffende Frau nun der Panik ist, wie sie in Gedanken immer wieder bei dem verdächtigen Befund landet, allmählich eine erhebliche Angst aufbaut, bis sie schließlich dem Arzt im Mammografiezentrum gegenübersitzt. Er kennt sie nicht, nur ihren Befund, den er weiter klären möchte. Eine Beziehung zwischen dem Untersucher und der betreffenden Frau entsteht dabei meist nicht, es bleibt eine sachliche Kommunikation in einer höchst emotionalen Situation.

Hier gäbe es viele Möglichkeiten, etwas zu verbessern, bislang aber scheint es so, als seien die organisatorischen Probleme vordringlich zu lösen, nicht die psychischen Probleme und die Frage der Beziehung. Die Beziehung wird hier auf eine anonyme Form der Untersuchung reduziert, die der Tragweite der etwaigen Diagnose und den eventuell notwendigen therapeutischen Schritten in keiner Weise gerecht wird.

»Das war schon lustig, wie ich von meinem Krebs erfahren habe«

Es war natürlich alles andere als lustig, aber es war ihre Art, so zu berichten. Frau W. Z. war als Krankenschwester auf einer Intensivstation daran gewöhnt, Leiden anzusehen und sich davon zu distanzieren, notfalls auch mit makabrem Humor.

> »Wissen Sie, ich bin hart im Nehmen. Ich habe schon viel erlebt. Auch mein Sohn hat mich schon so oft an meine Grenzen geführt, dass ich immer davon überzeugt war, alles zu ertragen, egal was kommt.«

Ich traue der Frau zu, dass sie viel ertragen kann. Schlank, eher drahtig-sportlich sitzt sie mir gegenüber. Sie wirkt ein wenig wie eine Indianerin, aber sie wirkt nicht hart, sondern stark und tragfähig.

> »Aber was diesmal kam, war dann doch zu viel für mich. Ich wollte mir auch nie etwas vormachen. Als ich das erste Mal etwas in meiner Brust fühlte, bin ich auch gleich zu meinem Frauenarzt, der auch etwas tastete, mich dann aber beruhigte, mir sagte, es sind Zysten. Regelmäßig haben wir sie beobachtet, sie blieben immer gleich groß. Als er in Rente ging, untersuchte mich sein Nachfolger. Er wollte sich selbst ein Bild machen, führte eine Sonografie durch und bestätigte, dass es sich um unverdächtige Zysten handelte. Aber ich forschte weiter.
> Ich gehe also zum Radiologen, der macht eine Mammografie der rechten und der linken Brust. Danach muss ich warten. Dann kommt die Röntgenassistentin und macht nochmals ein Bild von der rechten Brust. Sie meint, die Haut wäre nicht richtig glatt gezogen gewesen. Dann muss ich wieder warten. Jetzt wird mir unheimlich, ich spüre, da stimmt etwas nicht. Schließlich kommt eine Ärztin, die mich bittet, die Arme für die Untersuchung hochzunehmen. Ganz still starrt sie in meine rechte Achselhöhle, ich bekomme wildes Herzklopfen. Schließlich fragt sie mich, wo die Zysten denn seien und ob man an anderer Stelle nichts gesehen oder gespürt hätte.
> Mir wird noch unheimlicher, und als sie noch mal einen Ultraschall macht, befürchte ich schon das Schlimmste. Sie beginnt schweigend die Untersuchung, nickt wissend, meint: ›Ah ja, ich hol mal schnell eine Studentin dazu.‹ Dann sitzen sie zu zweit am Sonografiegerät, untersuchen ständig die gleiche Stelle, sprechen miteinander, aber nicht mit mir: ›Aha, schau mal hier, hmmm …‹ Dann fragen sie mich, ob ich schon mal eine Brustoperation hatte. Ich kann nichts mehr sagen, bin stumm vor Entsetzen, das Herzjagen drückt mir die Kehle zu. Ich schüttle nur den Kopf und schau den beiden hinterher, wie sie wortlos den Raum verlassen.

Schließlich kommt die Ärztin wieder und meint, dass sie mich in ein Brustzentrum schicken möchte, da ihr eine Stelle komisch vorkommt. Dann lässt sie mich wieder allein. Schließlich kommt der Chef der Radiologie, zeigt mir die Bilder der Mammografie und meint, dass er auch nicht so genau Bescheid wisse, was denn nun auf dem Bild sei. Aber aus seiner Erfahrung würde er sagen, es ist gutartig, also so sechzig zu vierzig.

Aber ich wache wieder aus meiner Erstarrung auf und will jetzt Gewissheit haben, bitte um einen Termin zur Stanzbiopsie. Diesen Termin bekomme ich genau eine Woche später, hoffe, dass ich dann erfahre, was los ist und dass meine Befürchtungen umsonst sind. Doch aus der Biopsie wird leider nichts, der Arzt ist sich trotz der Markierung mit Draht nicht sicher, ob er das Tumorgewebe auch wirklich erwischt hat, und hält deshalb eine Probeexzision für angebracht. Er vereinbart jetzt mit mir einen Termin elf Tage später. Ich weiß, dass ich diese elf Tage nicht aushalte, zwischendrin werde ich wohl verrückt vor lauter Angst. Nach langem Hin und Her bekomme ich dann also einen Termin sechs Tage später. Sechs Tage und sechs Nächte, die ich kaum aushalte.

An Schlaf ist nicht mehr zu denken, nächtelang sitze ich am PC, studiere alles, was ich über Mammakarzinome und Mammografie finden kann. Ich habe meine Mammografie gesehen, mir das Bild gemerkt, nein, ich habe es eingescannt, sehe es ständig vor mir, vergleiche es mit den Bildern im Internet und hoffe, dass es eine harmlose Verdickung ist, glaube dem Arzt, dass es harmlos war, möchte ihm glauben, aber weiß, es ist Krebs. Tagsüber kann ich schlafen, es sind Ferien, mein Mann ist zu Hause, meine Kinder auch, sie kümmern sich liebevoll um mich. Aber wir sprechen nicht über meine Angst. Bin ich wach, dann sehe ich wieder das Bild vor mir und das Herz fängt wieder an zu rasen, immer schneller und schneller, bis ich das Gefühl habe, es springt mir oben aus dem Hals, dann kommt immer ein fürchterlicher Stopp, es bleibt einfach kurz stehen und ich habe das Gefühl, ein weicher Würgegriff drückt langsam meinen Hals zu, ich habe Angst, ohnmächtig zu werden oder hoffe es. Ich weiß nicht mehr, was mir lieber gewesen wäre.

Schließlich kam der Tag der Operation, ich ging ins Krankenhaus, wo dieser Knoten entfernt wurde. Ich blieb noch drei Tage dort, wartete vergeblich auf den histologischen Befund. Drei Tage war ich schon zu Hause, da kam endlich der Anruf von der Sekretärin des Brustzentrums, ich solle so bald wie möglich in die Arztsprechstunde kommen. Ich fragte nach dem Befund, bekam aber keine Antwort, der Arzt würde mir dann schon alles sagen. Ich weiß nicht, wie ich diese Nacht überstanden habe. Ich weiß gar nichts mehr von dieser Nacht, nur dass mein Mann immer meinte, ich sollte mich nicht aufregen, erst einmal abwarten, bestimmt sei alles nicht so schlimm.

Am nächsten Tag bin ich in der Sprechstunde und erfahre, dass der Tumor bösartig ist. Nach zwanzig Tagen zwischen Angst und Hoffnung und zwanzig Nächten am PC habe ich jetzt wenigstens diese Gewissheit, aber es reicht noch immer nicht. Gleichzeitig teilt man mir mit, dass man nicht den ganzen Tumor hat entfernen können, sodass eine Nachoperation nötig ist.

> Noch einmal wurde ich operiert, ein Woche später, drei Lymphknoten wurden mit entfernt. Ich wurde entlassen und elf Tage nach der Operation wieder einbestellt, um endlich den endgültigen Befund zu erfahren.
> Mein Mann ist dabei und versucht ständig, mir Mut zu machen, auf seine Art, meint, es werde jetzt bestimmt alles in Ordnung sein. Der Arzt ist mit der Wundheilung sehr zufrieden, blättert in den Unterlagen und teilt mir schließlich eher beiläufig mit, dass man bei der zweiten Operation noch einen weiteren bösartigen Tumor gefunden hat, außerdem auch ein DCIS (begrenztes Karzinom der Drüsengänge) aber: ›Na ja, also, es ist ja alles gut gegangen, jetzt haben Sie es hinter sich.‹ Mein Mann wird starr vor Schreck, bringt kein Wort mehr raus.
> Mir geht es auf einmal sehr viel besser. Mein Herzjagen hört schlagartig auf, ich weiß jetzt Bescheid und spreche mit dem Arzt über die Histologie, das Tumorstadium, über die weiteren Schritte der Behandlung, über DCIS, spreche mit ihm, als ginge es um eine Patientin der Intensivstation, auf der ich arbeite. Ich bin wieder auf vertrautem Gelände, vergesse, dass es um mich selbst geht. Meinem Mann ist das unheimlich, wir haben die Rollen getauscht. Jetzt ist er starr vor Angst, ich bin ganz ruhig und sachlich.
> Aber es hielt nicht durchgehend. Immer wieder überfiel mich das Herzrasen. Ich wurde fast wahnsinnig, wenn das Herz plötzlich aufhörte zu schlagen, mich die Angst fast erwürgte, wenn ich auf den ersten, kräftigen Pulsschlag wartete, der mich wieder erlöste. Immer hatte ich das Gefühl, ohnmächtig zu werden, vielleicht nie wieder aufzuwachen. Aber dieses Gefühl wurde immer seltener, auch die Schlaflosigkeit plagte mich dann nicht mehr so. Alle weiteren Therapien haben mich zwar körperlich noch sehr mitgenommen, aber halfen gegen die Angst. Jetzt geschah etwas zu meinem Schutz, ich wusste auch, was da alles mit meinem Körper geschieht. Ich war einverstanden damit, hatte mich selbst dazu entschlossen.
> Jetzt zwei Jahre später muss ich mich entscheiden, ob ich die Eierstöcke entfernen lasse, sicherheitshalber. Eigentlich habe ich mich schon dafür entschieden, aber ich lasse mir noch etwas Zeit, möchte noch darüber nachdenken. Und es ist ein gutes Gefühl, selbst etwas bei dieser üblen Krankheit entscheiden zu können. So bin ich nicht ganz ausgeliefert und habe doch noch ein wenig eigenen Spielraum.«

Obwohl mittlerweile zwei Jahre vergangen sind und die Patientin sowohl Bestrahlung als auch Chemotherapie gut überstanden hat, spürt man, wie sehr die Erinnerung an diese Zeit ihr heute noch zu schaffen macht. Immerhin waren es fünf Wochen, bis sie das endgültige Ergebnis hatte, bis sie endlich nicht mehr zwischen Hoffen und Bangen hin und her gerissen war. Sie macht keine Vorwürfe, klagt nicht, aber sie sitzt mir mit schreckgeweiteten Augen gegenüber, die Hände krampfhaft gefaltet, sodass die Finger ganz blass werden.

> »Natürlich war das schwierig, manches ist auch dumm gelaufen. Ich will auch nicht klagen. Aber warum hat denn niemand vernünftig mit mir gesprochen? Warum haben die immer nur untersucht und gemurmelt?«

Ich wollte die Gegenfrage stellen, wollte fragen, warum sie sich nicht erkundigt hat, warum sie das alles mit sich hat machen lassen. Aber ich fragte nicht, ihr Gesicht zeigte mir, dass sie sich in dieser Situation so ausgeliefert fühlte, so auf das Handeln der Ärzte angewiesen, dass jedes eigene Handeln unmöglich war. Meine Bemerkung, dass sie in dieser Zeit der Ungewissheit sehr viel hat aushalten müssen, beantwortet sie mit einem dankbaren, bestätigenden Lächeln und fügt hinzu, dass alles, was danach kam, sehr viel einfacher gewesen sei.

> »Als ich endlich wusste, was los war, als ich wusste, wie die Therapie weitergehen wird, da konnte ich wieder normal reagieren, ich kannte ja all das, was jetzt kommen würde. Aber diese Ungewissheit fühlte sich an wie ein furchtbares Alleingelassen werden, wie ich es seit meiner Kindheit nicht mehr erlebt habe. Ich habe schon so viel durchgemacht, ich glaube auch, dass ich viel aushalte, aber Ungewissheit ist das Schlimmste.«

In den folgenden Gesprächen bestätigt sich auch bei ihr, dass die Krankheit natürlich nicht viel Spielraum lässt, dass man sich rasch hilflos und ausgeliefert fühlt, dass aber die Ungewissheit am schwersten auszuhalten ist: »Die Wahrheit zu wissen ist schon furchtbar, sie nicht zu wissen, ist katastrophal!«

9 Das Mitteilen der Diagnose (»breaking bad news«)

Der Überbringer der schlechten Nachricht

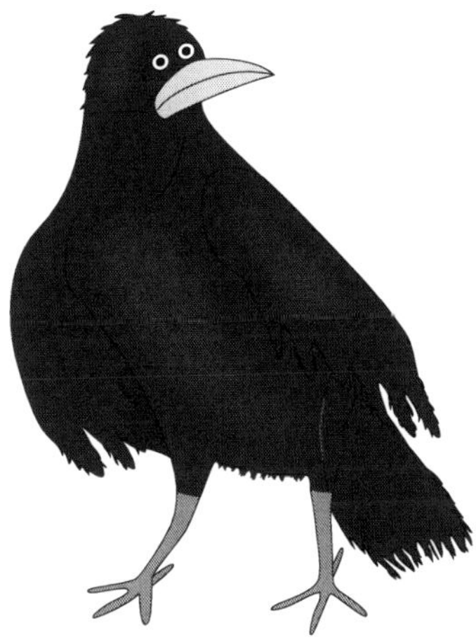

Der Patient sitzt nach einer Untersuchung beim Arzt und wartet auf Befund und Diagnose wie bei einer Urteilsverkündung. Er befindet sich in einem extremen Spannungszustand, in einer absoluten Ausnahmesituation. Die Reaktionen sind deshalb nicht rational und vernünftig, sondern oft irrational, schwer verständlich, kaum nachvollziehbar und je nach der Persönlichkeit des Betreffenden auch sehr unterschiedlich.

Drei Beispiele sollen das verdeutlichen.

Der Raucher

Ein Patient, noch keine fünfzig Jahre alt, sitzt mir gegenüber, groß, schlank, die ersten grauen Haare zeigen sich an den Schläfen. Klar und ohne Schnörkel schildert er seine Geschichte und spart dabei nicht an Selbstkritik.

»Vor vier Jahren plagte mich ein nicht enden wollender Husten, den ich mir natürlich selbst zuzuschreiben hatte, weil ich das Rauchen nicht lassen konnte. Meine Frau und die Kinder schimpften mich schon seit Jahren aus, ich sollte es endlich bleiben lassen, ich wollte aber nicht. Nun zwang mich der Husten weniger zu rauchen, und als er nicht besser wurde, musste ich auch noch zum Arzt gehen.

Der hörte mich ab, äußerte sich nicht, sondern schickte mich gleich weiter zum Lungenarzt, der mehrere Röntgenbilder machte und meine Frage nach dem Befund kurz angebunden damit beantwortete, er werde ihn dem Hausarzt zuschicken, der könnte ja dann mit mir das weitere Vorgehen besprechen. Das reichte mir nicht. Ich bekam Angst, fragte gereizt, ob er es mir nicht selbst sagen könnte. Er antwortete ebenso gereizt: ›Bitte, wenn Sie meinen!‹ Wir standen im Flur, in dem auch andere Patienten saßen. Er nahm die Bilder, klemmte sie vor einen Röntgenbetrachter und zeigte mir die ›Bollen‹: ›Da und da und da, sehen Sie die Bollen.‹ Ich fragte, was das für Bollen sein könnten, was das bedeute. ›Na, ein Bronchialkrebs eben, mit Metastasen!‹ Auf meine Frage, ob ich daran sterben würde, meinte er, das würde wohl nicht gleich passieren, so circa vier Monate ginge es wohl noch.

Ich weiß nicht mehr, was wir noch besprachen. Ich nahm meine Bilder mit und zeigte sie meiner Frau. Sie reagierte entsetzt, konnte aber nicht glauben, was der Arzt mir gesagt hatte und ging mit mir sofort zu einem Bekannten, auch einem

> Arzt. Der schaute sich die Bilder an und meinte, es sähe sicher nicht gut aus, aber so entschieden würde er das mit dem Krebs und dem Sterben nicht sagen, man müsse da schon noch genauer nachschauen usw. Ich glaube, das wollte ich hören. Ich unternahm weiter nichts und schränkte meinen Zigarettenkonsum ein. Jetzt sind vier Jahre vorbei, ich bekomme kaum noch Luft und jetzt ist die Lunge total voll. Ich weiß, dass ich sterben muss und bin völlig durcheinander. Warum habe ich keine Behandlung gemacht? Hätte es mir geholfen, oder war es besser, nichts zu tun? Ich brauche jemanden, der mir hilft, mich zu sortieren.«

Der Mitpatient

Ich lag zur Chemotherapie in der Klinik. Es war schon spät geworden, wir – mein Zimmergenosse und ich – warteten auf die Chefvisite, die oft erst am Abend stattfand. Schließlich kam der Chefarzt mit Gefolge. Gut gelaunt sprach er uns an.

> »Guten Abend die Herren, na, es scheint Ihnen ja ganz gut zu gehen, prima! Ja, Herr Müller, es war gut, dass wir eine Probe entnommen haben, der Befund ist positiv, wir werden Sie noch einmal aufmachen. Und Sie Herr Weyland, Ihnen geht es auch gut, sagen Sie Ihrer Frau auch schöne Grüße, wenn sie kommt. Ich wünsche Ihnen noch einen schönen Abend, oder besser eine gute Nacht.« Und er war wieder draußen mit seinem Gefolge.
> Was war das, fragte ich mich etwas verwirrt, da klingelte das Telefon. »Ja«, begrüßte mein Zimmernachbar seine Frau, »ja, gerade war die Visite da, ja, der Chefarzt ist sehr zufrieden, lässt Dich grüßen, kommst Du morgen? Schlaf gut, vielen Dank für Deinen Anruf.« »Oh je«, dachte ich, »er hat nicht verstanden, was der Chefarzt ihm sagte.« Eine Weile schauten wir gedankenverloren in den Fernseher, dann kam die Frage: »Sie, Herr Weyland, Sie sind doch auch Doktor. Warum wollen die mich noch einmal operieren?« Da hatte ich es. Es blieb an mir hängen, ich musste ihm klar machen, dass ein positiver Befund eine schlechte Nachricht bedeutet. Er war entsetzt und verstand die Welt – zumindest den Chefarzt – nicht mehr.

Die Rollstuhlempfehlung

Eine Frau, Mitte dreißig, Mutter zweier kleiner Kinder, sitzt mir fassungslos gegenüber und berichtet, dass sie am Morgen ganz harmlos zum Hausarzt gegangen sei, weil sie »so ein komisches Kribbeln in den Beinen« hatte. Der überwies sie zum Neurologen und sorgte dafür, dass gleich alle verfügbaren diagnostischen Methoden zur Anwendung kamen.

> Zwei Stunden später saß sie dem Arzt gegenüber. Er zeigte sehr zufrieden auf die Bilder und meinte: »Da haben wir die Flecken, sehen Sie?« »Was für Flecken?«, fragte die Patientin. Freundlich erklärt er ihr, dass sie MS habe, aber es gebe auch schon sehr schicke Rollstühle: »Fahren Sie mal mit Ihrem Mann nach Ulm und suchen Sie sich einen aus.«

Die Patientin weinte hemmungslos, nicht nur wegen der Diagnose, die ihr große Angst macht, sondern mehr noch wegen der herzlosen Art des Arztes, die sie in Panik versetzte, sodass der Hausarzt sie sofort zur Krisenintervention zur mir schickte.

■ Was ist geschehen?

Drei Beispiele, die man in mancher Hinsicht kaum glauben kann. Aber sie sind authentisch. Ich bin mir sicher, dass sowohl mein eigenes Beispiel, wie auch die Erlebnisse der Patienten der Erinnerung entsprechen. Aber es hat sich gewiss nicht *so* zugetragen. Würde man mein Erlebnis im Krankenhaus auf Tonband hören, dann wäre das wahrscheinlich eine ganz andere Geschichte. So ist sie verkürzt, vergröbert und im Wesentlichen vom inneren Erleben geformt. Und dennoch authentisch, denn es ist meine Erinnerung.

Der Patient mit dem Lungenkrebs war so geschockt, dass er die Wahrheit einfach nicht fassen konnte, sie beharrlich leugnete und dabei womöglich sogar von der Familie unterstützt wurde. Der Lungenarzt war nicht übermäßig einfühlsam bei der Mitteilung, aber das Entscheidende ist diese Reaktion des Nicht-wahrhaben-Wollens. Vielleicht war diese Form der Bewältigung sogar hilfreich, schenkte ihm noch vier Jahre und ersparte ihm eine leidvolle Behandlung. Natürlich weiß das keiner.

Mein Zimmerkollege im Krankenhaus war etwas verwirrt durch die gute Laune des Chefarztes bei der Visite, die nicht zu der schlimmen Nachricht passte. So brachte er beides nicht zusammen, in Form einer milden Dissoziation nahm er vorweg nur die Stimmung wahr, schilderte sie seiner Frau, und erst als ihn die inhaltliche Mitteilung langsam erreichte, fragte er mich und verstand dann erst die Situation als Ganzes. So reagieren viele von uns und oft ist es ein guter Schutz, wenn die ganze Wahrheit zu viel wird und wir sie in kleinere Portionen teilen, die wir dann erst Stück für Stück zulassen können.

Bei allen drei Beispielen wird noch etwas deutlich: In einer emotional so belastenden Situation ist unser Aufnahmevermögen auf ein Minimum reduziert. Wir können nur den kleinsten Teil von dem aufnehmen, was gesprochen wird. Die Schätzungen bewegen sich bei fünf bis zehn Prozent. Besonders deutlich wurde das bei der Patientin mit der Diagnose einer MS, der sich nur ein paar Stichworte überdeutlich eingeprägt hatten. Der Neurologe hatte fast eine halbe Stunde mit ihr gesprochen und sicher noch sehr viel mehr gesagt. Das alles war im Entsetzen untergegangen und tauchte erst in späteren Gesprächen wieder auf, wie eine Erinnerung an ferne Vergangenheit.

Diese geschilderten Reaktionen sind keineswegs krankhaft oder »neurotisch«: *Nicht-wahrhaben-Wollen*, *Nur-in-Teilen-Verstehen* und *Das-Meiste-gar-nicht-Hören-oder-sofort-Vergessen* sind absolut gängige Bewältigungsstrategien, die wir alle im Repertoire haben. In erster Linie schützen sie uns, sind aber immer wieder Ursache von Missverständnissen, wenn die Berichte so wenig glaubhaft erscheinen oder sich die betroffenen Ärzte zu Unrecht beschuldigt fühlen.

Die zweite Diagnose

Die meisten Patienten sind nicht darauf gefasst, dass nach der ersten Diagnose meist noch eine zweite Wartezeit auszuhalten ist – die Zeit bis zum Eintreffen des histologischen Befundes.

So berichtet eine Patientin, die nach einer brusterhaltenden unkomplizierten Operation wieder nach Hause entlassen wurde von dieser Mitteilung.

> »Ich war wie erlöst, die Operation war völlig glatt verlaufen, die Wunde sah gut aus, alle waren zufrieden und ich konnte nach der Operation am Montag schon am Donnerstag wieder nach Hause. Falls etwas Unerwartetes käme, würde man mir Bescheid sagen. ›Etwas Unerwartetes?‹, hatte ich gefragt, bekam aber zur Antwort, das sei nur Routine, der mikroskopische Befund halt. Aber mein Frauenarzt bekäme den auch, dann könnte ich ja auch mit dem sprechen. Es war Freitagvormittag, ich stand in der Küche, richtete das Essen und freute mich schon auf die Kinder, die gleich von der Schule kommen würden, freute mich auf das Wochenende mit ihnen und meinem Mann.
> Da klingelt das Telefon und eine mir unbekannte Frau teilt mir mit, dass ich am Montag wieder in die Klinik kommen sollte, man müsse wohl nachoperieren, Genaueres könne sie mir nicht sagen, aber das hätte ja Zeit bis Montag, da würde mir der Chefarzt alles erklären. Alles war wieder da, aber mit doppelter Wucht, die Angst, das Entsetzen, die Fassungslosigkeit. Sie hatte mir den Teppich unter den Füßen weggezogen. Als die Kinder kamen, hörte ich sie nicht, auch nicht, als mein Mann kam, den die Kinder angerufen hatten. Ich weiß kaum noch etwas, saß wohl auf dem Küchenstuhl, klammerte mich an seine Lehne und weinte hemmungslos. Mein Mann versuchte sofort, den Chefarzt oder seinen Vertreter zu erreichen, um Genaueres zu erfahren. Es war aussichtslos, wir mussten warten bis zum Montag. Da erfuhr ich dann, dass man am Rand des Operationsfeldes noch bösartige Zellen gefunden hatte. Es war also nicht alles rausgekommen, sodass man nachoperieren musste. Das ging dann alles sehr gut, es wurde dann auch nichts weiter gefunden, aber das Entsetzen hat mich nicht verlassen. Noch heute, ein Jahr später fahre ich zusammen, wenn das Telefon unerwartet klingelt, ja manchmal merke ich, dass ich ganz steif werde und lausche, obwohl ich keinen Grund mehr habe, aber das dachte ich damals ja auch.«

Glücklicherweise mussten meine Patientinnen in den letzten Jahren solche Erfahrungen nur noch selten machen. Die Kliniken haben gelernt, und gehen nun etwas behutsamer mit solchen Mitteilungen um. Aber ähnliche Situationen erleben, wie bereits geschildert, noch manche Frauen nach der Mammografie. Die Befunde bleiben im Computer des Mammografiezentrums, unpersönlich und kalt. Die Angst gehört halt dazu.

Das klingt nun alles ganz schrecklich, es muss aber nicht so sein. Die Erfahrungen der letzten Jahre haben gezeigt, dass all diese Belastungen der Patienten gut zu vermeiden sind, wenn die Ärzte sich miteinander verständigen. So genügte meist ein kurzes Gespräch mit den untersuchenden Ärzten im Krankenhaus oder in den radiologischen Praxen und ich hatte kurzfristig, spätestens am Tag nach einer Untersuchung, alle Informationen per Fax bekommen und konnte am gleichen Tag mit den Patienten die Befunde und die eventuell sich daraus ergebenden Konsequenzen besprechen. Nicht nur die Patienten waren erleichtert, sondern meist auch die Kollegen, denen diese Regelung sehr entgegen kam. Dieses Arrangement gibt uns dann auch die Möglichkeit, die Befunde genauer zu betrachten und auch die verschiedenen Begriffe zu klären, wie z. B. TNM, Staging oder Grading sowie die Bedeutung der Stadieneinteilung oder der Tumormarker zu erläutern und die entsprechenden Internetseiten anzuschauen wie z. B. www.krebsinformationsdienst.de/untersuchung/krebs-befunde-verstehen.php

10 Die Prognose

Die Frage nach der Prognose ist eine der schwierigsten Herausforderungen für den behandelnden Arzt – gilt es doch, dem Verlangen des Patienten zu widerstehen, der in seiner Verzweiflung irgendeine Information sucht, an die er sich halten kann, die ihm Sicherheit gibt, selbst wenn es eine schlechte Nachricht ist. So war es wohl der Versuch, mich zu trösten, als ein Kollege mir nach meiner Krebserkrankung Hoffnung machen wollte.

> Kurz nach meiner ersten Operation 1989 traf ich mich mit ihm zum Mittagessen. Er freute sich über meinen guten Appetit und meinte: »Sie können doch sehr zuversichtlich sein, Herr Weyland, von Patienten mit Ihrem Krebs leben nach fünf Jahren noch achtzig Prozent. Sie haben also eine achtzigprozentige Chance, zu überleben!« Meine Gegenfrage, wie er sich fühle, wenn er über die Autobahn ginge, mit dem Wissen, dass jeder Fünfte überfahren wird, nicht wissend, der Wievielte er heute sei, machte ihn erst sprachlos, dann wurde er blass und entschuldigte sich mit dem Hinweis, er habe sich kundig gemacht, um mehr über mein Risiko zu erfahren. Jeder Arzt müsse doch diese Frage beantworten können.

Dabei kann man diese Frage ehrlicherweise nicht korrekt beantworten. Während der Patient etwas über sein weiteres Schicksal erfahren möchte, also nach dem Sterberisiko fragt, das diese Krankheit für ihn mit sich bringt, weiß der Therapeut nur etwas über die Statistik, die er dann fälschlicherweise in Wahrscheinlichkeit zu übersetzen versucht. Diese Antwort ist nicht nur falsch, sondern geht auch an der Frage des Patienten völlig vorbei.

> Gerd Gigerenzer, Leiter des MPI für Bildungsforschung, hat dies in seinem Buch »Das Einmaleins der Skepsis« sehr eindrucksvoll beschrieben und warnt eindringlich davor, sich auf irgendwelche Wahrscheinlichkeiten einzulassen. Vor allem betont er, dass die Patienten nach ihrem persönlichen Risiko fragen, das aber niemand kennt.

Die offene Prognose

Wir hantieren also mit Statistiken, Wahrscheinlichkeiten und Risiken, können aber eigentlich nicht in diesen Kategorien denken. Und selbst wenn es den einen oder anderen Therapeuten gibt, der es kann, so können es seine Patienten mit Sicherheit nicht. Deshalb brauchen wir eine andere, eine zutreffende und verständliche Art des Antwortens, die keine **scheinbare Sicherheit** vermittelt, sondern die Begrenztheit unseres Wissens zugibt und die Notwendigkeit akzeptiert, mit dieser Unsicherheit zu leben. Das bedeutet aber nicht, die

Fragen unbeantwortet zu lassen. Nein, es ist auch ohne Angabe von Zahlen und Zeiten möglich, mit den Patienten über die weiteren Wegstrecken zu sprechen. So hat es sich bewährt, grundsätzlich alle drei Möglichkeiten, gewissermaßen als »Plan für die Zukunft«, im Blick zu haben:

- **Plan A:** Vielleicht haben sie das Glück, auf Dauer wieder in ein gesundes Leben zurückkehren zu können.
- **Plan B:** Vielleicht müssen sie wegen eines Rezidivs oder einer Metastase den schweren Weg noch einmal gehen, werden nicht daran sterben, müssen aber mit diesem Leiden leben.
- **Plan C:** Es kann auch sein, dass sie an der Krankheit sterben müssen.

Wie wahrscheinlich der eine oder andere Ausgang ist und welcher Plan nun die Zukunft bestimmen wird, kann niemand wissen. Aber in Gesprächen darüber zeigt sich immer wieder, mit welch großer Klarheit und Sicherheit viele Patienten den einen oder anderen Plan für wahrscheinlicher halten. Sie sind dabei manchmal von Angst geleitet, oft aber von einem guten Gefühl für ihren körperlichen Zustand und vor allem für Veränderungen der eigenen Befindlichkeit. Sicher wird man eher den einen oder anderen Weg vor sich sehen. Es ist aber besser, sich nicht darauf zu verlassen und sich auf jeden dieser möglichen Wege einzurichten.

Dieses Vorgehen scheint recht hart zu sein und wenig tröstlich, aber es hat sich bewährt – nicht zuletzt deshalb, weil jeder Betroffene für sich selbst voller Hoffnung und Angst immer an alle drei Möglichkeiten denkt. Er tut dies aber meist ohne darüber zu sprechen. Tun wir Therapeuten es auch nicht, dann lassen wir unsere Patienten alleine! Tun wir es, dann sind sie dafür dankbar, dass es möglich ist, alle Wege schon einmal in Gedanken zu beschreiten, in Begleitung und nicht alleine in schlaflosen Nächten. Die Patienten wissen, wie schwer es für den Therapeuten ist, ihren Fragen standzuhalten und nicht der Versuchung nachzugeben, das verzweifelte Verlangen nach Sicherheit mit einer Antwort zu befriedigen, die nur Scheinsicherheit bietet, anstatt zu helfen, mit der Unsicherheit zu leben.

Die Antwort des Therapeuten sollte also beides beinhalten, die Bedrohlichkeit der Krankheit und die Unmöglichkeit, das individuelle Risiko abzuschätzen.

Dies schließt natürlich nicht aus, dass wir unsere eigene Sicht der Dinge mitteilen, etwa in Form einer Gewichtung der verschiedenen Pläne. Vor allem auch entbindet dies nicht von der Pflicht, sowohl den Patienten als auch die Angehörigen darüber zu informieren, wenn der Sterbeprozess eingesetzt hat und das Ende bevorsteht.

Hilfreiche Information

So schilderte eine Patientin mit einem gastrointestinalen Stromatumor (GIST) sehr zufrieden die Antwort ihres behandelnden Onkologen.

> »Wissen Sie, Frau U., Sie sind eine GIST-Patientin, derzeit behandle ich etwa zehn Frauen mit der gleichen Erkrankung. Einige werden in den nächsten Jahren sterben. Ob Sie dazugehören, weiß ich nicht, aber es muss auch nicht der Krebs sein, an dem Sie eines Tages sterben werden.«
> Diese Antwort klang erst etwas merkwürdig, erstaunlich war auch der Kommentar der Patientin: »Das war komisch, als er das sagte. Einerseits wusste ich ja, dass die Krankheit unheilbar ist, aber der Hinweis darauf, dass es auch andere Todesursachen gibt, machte mich wieder normaler, wieder normal sterblich, nicht so vom Tumor hypnotisiert. Es wurde dadurch nicht besser, aber normaler.«

Die Antwort des Onkologen wie auch die Reaktion der Patientin zeigen sehr gut, wie wichtig es ist, sowohl über die konkrete Bedrohung durch die Krankheit zu sprechen, als auch über die Begrenztheit unseres Lebens allgemein. Der Hinweis darauf, dass man auch aus anderen Gründen sterben kann, rückt den Tod aus der Exklusivität der Krebserkrankung und die Patientin erfuhr wieder, dass sie ihre Sterblichkeit mit allen anderen Menschen teilt. Das erlebte sie dankbar als eine Rückkehr in die Normalität. Auf diese Weise können wir viel dazu tun, den Krebs zu entmystifizieren.

Leben mit Besuchervisum

Weniger gute Erfahrungen machte Frau S.F. Sie war aus dem Krankenhaus mit einem Tumor nach Hause entlassen worden, dessen Metastasen Fisteln vom Darm durch die Bauchwand gebildet hatten. Diese mussten ständig mit dicken Wundauflagen bedeckt werden, damit kein Darminhalt mehr austritt. Mit ihrer Frage, wann denn das einmal besser werde und wann man sie operiere, hatte sie nur Erstaunen hervorgerufen.

> »Aber Sie wissen doch, was Sie haben, wir rechnen doch nur noch in Wochen, nicht einmal in Monaten«, lautete die Antwort.
> Voller Verzweiflung suchte sie psychoonkologische Hilfe bei mir, um sich auf ihr Ende vorzubereiten. Sie konnte sich psychisch rasch wieder stabilisieren, überstand auch die aktuelle körperliche Situation erstaunlich gut und wandte sich an einen Chirurgen, der sie dann in den folgenden drei Jahren immer wieder operierte und immer wieder einen neuen Bypass legte, um den Darm durchgängig zu halten. Irgendwann war auch dies nicht mehr möglich und sie musste über einen Port künstlich ernährt werden. Frau S. F. war bereit, bei einer Fortbildungsveranstaltung mit Ärzten über ihre Krankheit zu reden, verfiel dann aber in der Woche vor dem geplanten Termin zusehends: »Jetzt geht es mit mir zu Ende, ich habe Blutungen, und

die maximale Überlebenszeit habe ich auch erreicht. Sie wissen ja, ich habe mich erkundigt und lebe ja sowieso schon viel länger als der Durchschnitt. Aber die maximale Überlebenszeit von zweiunddreißig Monaten habe ich jetzt erreicht. Das ist wahnsinnig viel und ich bin dankbar dafür, aber jetzt bin ich am Ende.«
Sie war absolut davon überzeugt, dass diese Einschätzung richtig war, und richtete sich auf das Sterben ein – auch als sich herausstellte, dass die Blutung durch ein kleines Fadengranulom verursacht wurde und schnell zum Stehen gebracht werden konnte.
»Ich habe ja die geweissagten paar Wochen nun schon um zwei Jahre überlebt. Eigentlich glaube ich solche Vorhersagen nicht, aber das ist doch eine wissenschaftliche Statistik, das stimmt doch, oder?«

Es war wie ein Mantra, zweiunddreißig Monate, kein Tag mehr, keine Stunde mehr. Und diese Fortbildungsveranstaltung sollte erst in einer Woche stattfinden. Aber sie hätte gerne mit Ärzten über ihre Erfahrungen gesprochen, auch über diese Aussagen über die Zeit, die Wahrscheinlichkeit eines Überlebens und das Risiko des Sterbens. Aber sie hatte keine Kraft mehr. Da erinnerte sie sich daran, dass wir auch Tonbandaufnahmen gemacht hatten und dass ich auch schon Patientengespräche gefilmt hatte. So stellten wir die Videokamera auf und sie erzählte ihre Erfahrungen, äußerte ihre Wünsche an die Ärzte und erlaubte mir auch für die Zukunft, diesen Film so zu verwenden, wie es mir sinnvoll erschien. Ein paar Tage hatte ich schon nichts mehr von ihr gehört, bis ich für die Fortbildungsveranstaltung den Beamer und die Leinwand aufbaute, um den Film vorzuführen. Da stand sie plötzlich vor mir, lächelte und meinte, sie wolle doch lieber selbst berichten, sie habe Aufschub erwirkt: »mit Besuchervisum«.

Die folgende Diskussion mit den Kolleginnen und Kollegen über Sinn und Unsinn prognostischer Auskünfte war absolut authentisch. Es gab wohl niemanden im Saal, der nicht gespürt hätte, welche ungeheure Wirkung Zahlen und Zeiten haben und welche Grenzsteine wir damit zwischen Leben und Tod setzen – und das alles ohne wirklich etwas darüber zu wissen.

Die Patientin lebte noch ein weiteres Jahr »auf Besuchervisum«, ein erfülltes Jahr, wir werden ihr später noch einmal begegnen.

Leben mit der Unsicherheit

Frau B. D. hatte immer Schwierigkeiten mit den Prognosen, die bei ihrer Brustkrebserkrankung sehr unterschiedlich ausfielen, nach drei Jahren aber, als sie ein Rezidiv bekam, sehr düster wurden, sodass sie ernsthaft überlegte, ob sie sich überhaupt noch behandeln lassen sollte.

> »Jeder sagt mir etwas anderes, nur Sie bleiben bei Plan A, B oder C. Aber vielleicht ist das die einzige Antwort, die es wirklich gibt. Also Plan A: Ich werde wieder ganz gesund, ist eher unwahrscheinlich, Plan B: Ich kriege ein Rezidiv, werde nicht daran sterben, aber muss damit leben – ja so ist es jetzt gekommen. Plan C: Ich werde daran sterben, das passiert hoffentlich nicht, wenn ich mich jetzt doch noch einmal operieren lasse. Aber sicher ist eigentlich nichts. Auf diese Unsicherheit muss ich mich einlassen, aber das war ja schon immer so. Und warum können die Mediziner zu den Medikamenten keine wirklichen Forschungsergebnisse bringen? Die reden von St. Gallener Konsensuskonferenz, aber nicht über wirkliche Forschungsergebnisse. Was soll ich denn damit anfangen?«

Das folgende Gespräch über Doppelblindversuche, exakte naturwissenschaftliche Versuchsreihen, ethische Verantwortung und Abbruch der Studie, wenn sich z. B. in der Verumgruppe ein Effekt abzeichnet, all diese Einzelheiten verunsicherten sie zwar, versöhnten sie aber mit den Medizinern, die ihr nie konkret sagen konnten, welche der neueren Therapien denn nun die bessere sei. Sie musste mit dieser Unsicherheit leben – noch einer Unsicherheit.

11 Fragen über Fragen

Was habe ich falsch gemacht?

Dies ist eine der vielen Fragen, wie sie die Patienten auf sehr schmerzhafte Weise beschäftigen, wenn sie erfahren haben, dass sie an Krebs erkrankt sind. Fragen, die sie auf dem Weg durch die Krankheit nicht mehr loslassen. Manche haben direkt nach der Diagnosestellung noch keine Gedanken dafür frei, aber spätestens nach Abschluss der Akutbehandlung wird diese Frage viel Raum einnehmen. Nun ist es naheliegend davon auszugehen, dass man irgendetwas falsch gemacht hat, zumal es ja einige Beispiele dafür gibt, dass manche Lebensgewohnheiten, wie z. B. das Rauchen, eine Krebserkrankung zumindest mitverursachen können.

Das ist aber häufig nicht der Hauptgrund für diese Frage. Häufig verbinden sich damit tief gehende Ängste oder auch Hoffnungen sowie Fantasien, wie man vielleicht doch Einfluss auf das Krankheitsgeschehen nehmen könnte. In den Gesprächen mit Patienten zeigen sich immer wieder sehr unterschiedliche Aspekte des Erlebens, die den Hintergrund für eine solche Fragestellung bilden.

Kann das sein?

Frau S. L. sitzt mir gegenüber, eine Frau, deren Alter ich nur schwer schätzen kann. Sie wirkt sehr lebhaft, manchmal aber auch still und in sich gekehrt. Ihre Stimme klingt energisch, sehr bestimmt und bestimmend. Ihr Gesichtsausdruck entzieht sich jeder Deutung, da sie eine große dunkle Sonnenbrille trägt, die ihr Gesicht fast zur Hälfte bedeckt. Sie hat bei der Chemotherapie Haare und Augenbrauen verloren. Sarkastisch meint sie, es gebe halt noch keine Perücken für die Augenbrauen, so wolle sie ihr entblößtes Gesicht nicht zeigen. Letztlich hat sie damit aber schon ihr Thema angeschlagen.

Sie ist unter kargen Verhältnissen in einem kleinen Dorf aufgewachsen, war immer kleiner und schwächer als die anderen und wurde nie ernst genommen. Auch nicht von der Lehrerin, die eigentlich hätte sehen können, wie gerne sie lernte und wie leicht es ihr fiel. Sie konnte es aber auch nicht gut zeigen.

> »Ich war immer die Kleine, Dumme, auch zu Hause. Meine Geschwister waren größer und stärker als ich, nicht klüger, aber größer und stärker und das genügte. In der Schule war es dann genauso. Ich hatte auch keine Chance, dann auf eine höhere Schule zu gehen, musste kämpfen, damit ich die Realschule besuchen durfte. Meine guten Leistungen in der Schule haben mir nichts genützt, haben mir eher noch die Feindschaft der andern eingebracht. Es setzte sich im Büro und in der Ehe fort. Immer war ich die Blöde, alle haben mit mir gemacht, was sie wollten, ich konnte kämpfen, wie ich wollte. Ich wurde dann für bissig und herrschsüchtig und so weiter erklärt. Vielleicht bin ich es dann auch tatsächlich geworden.«

Ich kann mir schwer vorstellen, dass diese so energisch wirkende Frau tatsächlich so viel mit sich hat machen lassen, aber ich gehe davon aus, dass es so war.

> »Ich habe viele, viele Schwierigkeiten durchmachen müssen. Viele Probleme musste ich lösen, beruflich, privat usw. Wir haben auch immer alle Probleme gelöst, aber immer auf meine Kosten. Immer war ich nachher die Dumme und jetzt sehe ich ja, was ich davon habe. Jetzt bin ich krank, habe eine Krankheit, die mich von innen selbst zerstört. Ich habe einen Brustkrebs gekriegt. Gut, jetzt ist er operiert, ich habe auch die Chemotherapie hinter mir, fange jetzt an mit den Bestrahlungen. Aber das alles betrifft ja nur den Körper. Ich muss mit mir als Person etwas machen, ich muss meinen Charakter behandeln!«

Und sie berichtet dann, dass sie alles gelesen hat, was sie über Krebs und Krebsentstehung finden konnte. Und sie schildert ihre Überzeugung, dass wohl diejenigen Recht haben, die diese nachgiebige, kooperative Art, ja vielleicht sogar eine Abhängigkeit, als Ursache für eine Krebserkrankung betrachten.

> »Ich bin doch das beste Beispiel dafür. Ich dachte immer, wenn ich mich noch mehr anstrenge, wenn ich es endlich einmal schaffe, es allen recht zu machen, dann kriege ich vielleicht einmal den Respekt, die Achtung, die Zuneigung, die ich mir immer wünsche. Dann werde ich vielleicht endlich einmal ernst genommen.«

Beides wird deutlich spürbar, sowohl die Enttäuschung darüber, dass all ihre Bemühungen erfolglos geblieben sind, als auch ihre Wut darüber. Sie erlebt beides ganz ausgeprägt auf ihre Umgebung gerichtet, vielleicht auch auf die Gesellschaft als Ganzes, vor allem aber gegen sich selbst in der Art und Weise, wie sie sich z. B. als dumm, ungeschickt, ausnutzbar, harmlos, naiv beschimpft.

Ich kenne die Bücher, die sie nennt, und ich kenne auch die Theorien, die im Internet kursieren und in Talkshows auf eine nur schwer zu ertragende Weise unters Volk gebracht werden. Aber hier geht es um diese Patientin, und ich frage vorsichtig, ob sie sich vorstellen könnte, dass eine solche Krebserkrankung nicht auf eine verkehrte Lebensführung zurückzuführen sei, sondern zum Teil vielleicht genetische Ursachen hat, im Wesentlichen aber wohl ein schlimmes, unberechenbares und unvorhersehbares Schicksal bedeutet.

> »Ich kann diese Verharmlosung nicht mitmachen! Nein, nein, ich bin schon selbst schuld an meiner Krankheit! Schon viel zu lange habe ich alles in mich reingefressen, alles runtergeschluckt, und jetzt zerstört es mich von innen her. Das kann ich jetzt nicht mehr ändern, aber ich will es in Zukunft anders machen. Ich weiß, dass ich nur *eine* Chance habe, diese Krankheit zu überleben, Metastasen und ein Rezidiv zu verhindern, wenn ich lerne, mich zu behaupten, mein Leben selbst in die Hand zu nehmen, autonom zu werden.«

Es ist beeindruckend, mit welcher Energie und Entschlossenheit die Patientin sich geradezu aufbäumt gegen das Gefühl von Ohnmacht und Ausgeliefertsein, das sie offensichtlich bedrohte, wenn sie die Erkrankung als schicksalhaftes Geschehen betrachten würde.

> »Ich weiß wohl, dass ich die medizinische Behandlung über mich ergehen lassen muss. Aber das ist nicht alles, ich lass mich nicht einfach behandeln, ich muss mein Schicksal selbst in die Hand nehmen oder ein Leben führen, das mich nicht wieder krankmacht.«

So geht es noch mit einigen Überlegungen hin und her, die Patientin betont immer energischer ihre Theorie, sodass es allmählich schwierig wird, zu unterscheiden, ob sie sich für die Krankheit selbst verantwortlich fühlt oder sich mit extremer Wut selbst beschuldigt, sich ihr Leben zu zerstören oder vielleicht sogar aufgrund ihrer falschen Einstellungen und destruktiven Gedanken sterben zu müssen.

> »Ich habe alles selbst geschafft, habe immer gekämpft und ich werde auch weiterkämpfen. Meine Kraft hole ich aus meiner Überzeugung, meinem Wissen und aus meiner Wut. Wie Sie mir helfen könnten, habe ich doch schon gesagt. Ich muss etwas an meiner Psyche tun. Ich muss lernen, ein selbstbestimmtes Leben zu führen und mich nicht mehr nach den anderen Menschen richten.«

Bei einem zweiten Gespräch wirkt die Patientin weniger gespannt, erzählt von den Schwierigkeiten, die sie schon in ihrem Leben hat meistern müssen, und empfindet das Interesse an ihrem Bericht offensichtlich wohltuend. Sie spürt wohl auch, dass sie durchaus beeindruckende Leistungen vorzuweisen hat. Gerade dies aber bestärkt sie in der Hoffnung, durch energische Veränderung ihrer Lebensgewohnheiten die Krebserkrankung besiegen zu können.

> »Sie äußern sich nicht so eindeutig dazu. Ich würde jetzt von Ihnen erwarten, dass Sie mich bestärken und dass Sie mir Mut machen. Und dazu stehen, dass Sie mir helfen, den Krebs mit Psychotherapie zu besiegen! Oder trauen Sie sich das nicht zu? Dass es geht, haben ja wohl viele Menschen mittlerweile bewiesen.«

Im weiteren Verlauf des Gesprächs gelingt es jetzt zwar, wieder etwas entspannter über ihre Situation zu sprechen, nicht mehr nur von Krieg, Kampf und Sieg, sondern nun detaillierter ihre Schwierigkeiten zu schildern, mit denen sie sich derzeit auseinandersetzen muss. So kommen wir auch auf ihre berufliche Situation zu sprechen, die ihr sehr zu schaffen macht. Sie leitet ein Heim für alte Menschen, tut dies sehr gerne, meint aber rückblickend, dass sie immer viel zu gutmütig gewesen sei.

> »Zurzeit kann ich mir gar nicht vorstellen, wieder zu arbeiten. Gott sei Dank habe ich eine gute Stellvertreterin, die sich aber wahrscheinlich von der Geschäftsleitung einwickeln lässt und jetzt viele Dinge wieder hergibt, die ich mühsam erkämpft habe. Ich weiß aber gar nicht, ob ich überhaupt noch in diesem Beruf arbeiten kann. Ich glaube, das hat mich krankgemacht.«

Und wieder taucht diese Diskrepanz auf zwischen der Nachgiebigkeit einerseits, die sie so schildert, als sei sie den Forderungen der anderen immer ausgeliefert gewesen, und der durchaus selbstbewussten Schilderung ihrer Tätigkeit anderseits.

> Bei dieser Tätigkeit hat sie der Geschäftsleitung offensichtlich allerhand Zugeständnisse abgerungen und sieht diese nun gefährdet, weil ihre Nachfolgerin nicht so durchsetzungsfähig ist wie sie.
> »Ich sehe genau, was ich alles falsch gemacht habe und ich gehe davon aus, dass Sie mir helfen werden, zu lernen, wie man sich besser behauptet und sich nicht selbst beschädigt.«

Nun wird immer deutlicher, dass sie sich mit dieser Krankheitstheorie der psychischen Verursachung und der Hoffnung auf eine Krebsheilung durch Psychotherapie vor der drohenden Ohnmacht, einem Gefühl der Hilflosigkeit schützen muss. Sie will sich auf keinen Fall dem Schicksal überlassen, sondern entschieden darauf setzen, selbst die Krankheit besiegen zu können. Diese Fantasie mag ihr womöglich helfen, zumindest im Moment. Man darf sie jetzt nicht in Frage stellen. Es wäre aber auch ein Fehler, sie nun darin zu bestärken.

Hoffnung und Zuversicht als tragende und stützende Gefühle kommen für die Patientin noch nicht in Frage, sie versteht sie als ein sich Ausliefern an das Schicksal, das sie unter allen Umständen vermeiden möchte. Ein Bestätigen ihrer Theorie würde aber falsche Hoffnungen wecken und der Psychotherapie, der psychoonkologischen Behandlung, eine Wirkung zuschreiben, die niemals zu verwirklichen wäre und möglicherweise in einer tiefen Enttäuschung enden muss. Aber es ist nicht gelungen, eine gemeinsame Basis zu finden. Die Patientin hat sich nach den ersten Gesprächen nicht wieder gemeldet.

Ist Krebs eine Strafe?

Ein Brustkrebs mag als Strafe für eine Abtreibung erscheinen, die man in der Jugend hat durchführen lassen, ein Prostatakarzinom vielleicht als Strafe für sexuelle Verfehlungen oder häufiges Onanieren. Das alles ist Unsinn und schon lange wissenschaftlich widerlegt, was natürlich nicht ausschließt, dass man als gläubiger Mensch sein eigenes Schicksal durchaus so interpretieren kann. Doch nur der Patient selbst kann solche Schlüsse ziehen, kein anderer. Zuweilen halten sich solche Krankheitstheorien mit einer unglaublichen Zähigkeit, sodass es schwierig ist, davon Abstand zu gewinnen.

> Vor etwa zwanzig Jahren, ich erholte mich von der Operation einer Lebermetastase, saßen wir beim Essen, als mein neunjähriger Sohn mich fragte, was ich denn verbrochen habe, dass Gott mich mit Krebs bestrafe. Mir blieb das Essen im Halse stecken und ich fragte ihn, wie er zu dieser komischen Frage käme. Er erzählte dann vom Religionsunterricht, in dem der Pfarrer erklärte, dass Gott die Menschen mit Krankheiten strafe. Mein erster Impuls war, den Pfarrer sofort anzurufen, aber im Verlauf des Gespräches fand mein Sohn eine andere Lösung. In der nächsten Unterrichtsstunde fragte er den Pfarrer, was denn eine angemessene Sünde sei, um mit Krebs bestraft zu werden. Der Erfolg war überzeugend, der Schrecken beim Pfarrer so groß, dass er den Kindern sofort alles neu erklärte. Er betonte, dass die Bestrafung mit einer Krankheit nur als Metapher zu verstehen sei und nicht wörtlich genommen werden dürfe. Er rief ganz betroffen bei uns zu Hause an, entschuldigte sich und versprach, nie mehr solche Dinge zu erzählen, die, auf konkrete Menschen übertragen, zu einer entsetzlichen Behauptung werden.

Gibt es die Krebspersönlichkeit?

Besonders beharrlich hält sich der Glaube an eine sogenannte Krebspersönlichkeit.

Die Krankheit wurde schon in der Antike auf einen Stau der schwarzen Galle zurückgeführt (Galenus von Pergamon, 129–199 n. Chr.). In der Humoralpathologie der Hippokratiker gehörte sie zum Typ des Melancholikers, der dann schließlich in der Medizin zum Persönlichkeitstyp C (»carcinomatosus«) wurde.

Gerade in letzter Zeit sind durch verschiedene Bücher und Veröffentlichungen solche Theorien wieder verstärkt worden. Untersuchungen, vor allem aber auch die Metaanalysen – die vergleichende Analyse unterschiedlichster Veröffentlichungen aus einem bestimmten Zeitraum – haben gezeigt, dass diese Theorie nicht haltbar ist. Sie besagte nichts anderes, als dass Krebspatienten sich dadurch von anderen Menschen unterscheiden, dass sie ihr Leben weniger eigenständig führen, sich von anderen Menschen abhängig machen und dadurch auf irgendeine Weise so verletzlich werden, dass sie eine Krebserkrankung bekommen. Da diese Untersuchungen allerdings an Menschen durchgeführt wurden, die bereits an Krebs erkrankt waren, können die ihnen zugeschriebenen Merkmale durchaus als Folge einer solchen Erkrankung verstanden werden, als eine nachvollziehbare innere Entwicklung, wenn man sich von einer möglicherweise zum Tode führenden Erkrankung massiv bedroht fühlt (Schwarz 1994). Das ist eine einleuchtende Erklärung, die dieser schrecklichen Vorstellung von einer Krebspersönlichkeit gegenübergestellt werden muss.

Natürlich hat diese Theorie von der Krebspersönlichkeit auch etwas Verführerisches: Den Gedanken, es müsste doch möglich sein, durch eine Veränderung seiner Verhaltensweisen, durch persönliche Reifung zu mehr Autonomie und Eigenständigkeit, eine Persönlichkeitsstruktur zu entwickeln, die vor Krebs schützt oder die den Erkrankten vielleicht davor bewahren könnte, eine Metastase oder ein Rezidiv zu bekommen.

Diese Hoffnung wird von den Vertretern dieser Theorie auch durchaus so formuliert, die dann Autonomiekurse anbieten. Sie versprechen, man könne durch solches Autonomietraining seine Überlebensmöglichkeiten ganz wesentlich steigern und die Gefahr eines Rezidivs oder einer Metastase um beachtliche achtzig Prozent senken. Allerdings befinden wir uns hier in einem Bereich, der im Wesentlichen durch vielfältige Versuche gekennzeichnet ist, den Krebskranken das Geld aus der Tasche zu ziehen, indem man mit ihrer verständlichen Angst unanständige Geschäfte macht.

Ist Krebs eine psychosomatische Krankheit?

Die Situation erscheint mir grotesk. Eine Kollegin, Psychologin an einer Krebsberatungsstelle ruft an und bittet um Hilfe. Eine völlig verstörte Frau sitzt vor ihr, weint bitterlich und weiß nicht mehr ein noch aus. Ihr Mann ist an Hodenkrebs erkrankt, hatte die Akutbehandlung gut hinter sich gebracht und war nun zur Erholung in einer psychosomatischen Klinik, die sich auf psychoonkologische Behandlungen spezialisiert hat. Er fühlte sich dort sehr wohl, trieb viel Sport und ist schon wieder »fit«. Dann »kam der Hammer«. Bei der Oberarztvisite wurde er sehr eindringlich gefragt, ob er denn schon eine Vorstellung davon habe, wie er sein Leben verändern wolle, denn die Krebserkrankung sei ja ein überdeutliches Signal, dass etwas aus dem Ruder gelaufen sei. Auf seine etwas verwunderte Frage, was die Oberärztin damit sagen wollte, bekam er eine Einzelstunde. Danach geriet alles aus den Fugen. Da die Oberärztin ihre psychosomatische Kompetenz als Argument einsetzte, war die Kollegin als Psychologin in der Krebsberatung als Beraterin diskriminiert und fragte, ob ich als Psychosomatiker zu einem Gespräch mit der verzweifelten Frau bereit wäre. Drei Tage später hörte ich den Bericht – auf Wunsch der verstörten Frau bei einem Spaziergang, sie traute sich nicht mehr in die Praxis eines Psychosomatikers.

> »Dann hat mein Mann mich angerufen, war fassungslos, konnte nur noch weinen und redete wirr durcheinander. Ich dürfte ihn nicht mehr besuchen, nicht mehr jeden Tag anrufen, nicht mehr so fürsorglich sein. Warum? ›Deine Bemutterung hat mich kastriert! Sagt die Oberärztin. Das ist ganz klar aus psychosomatischer Sicht.‹ Meine Bemutterung? Natürlich, ich bemuttere die ganze Familie, die zwei Kinder, die ich in den Kindergarten und in die Schule bringe, meinen Mann, dem ich jeden Morgen eine Vesperdose für die Frühstückspause mitgebe. Was ist falsch daran? Nein, meinte mein Mann, ›das kann es wohl nicht sein, es ist die Abhängigkeit, es ist unmännlich, sich so versorgen und bevormunden zu lassen, ich darf das nicht so weitermachen.‹
> Da war mir klar, dass er etwas missverstanden haben musste. Ich habe mir sofort einen Babysitter gesucht und bin zu meinem Mann gefahren. Natürlich habe ich ihm vorher Bescheid gesagt, das hat die Oberärztin erfahren, und bevor wir noch

unter vier Augen miteinander reden konnten, saßen wir schon bei ihr zum ›Verhör‹. Sie wollte alles wissen, wie wir uns kennengelernt haben, wer das Haushaltsgeld verwaltet usw. Sogar über unsere Gewohnheiten beim Sex wollte sie alles wissen. Und dann natürlich, ob wir auch manchmal streiten und wer sich dann durchsetzt. Vielleicht ist es so, dass ich mich öfter durchsetze. Aber wenn wir streiten, geht es eigentlich nur um die Kinder, die gehorchen nicht immer so, wie mein Mann es sich vorstellt. Er ist sehr diszipliniert, ja, er musste immer gehorchen, aber doch nicht mir. Wir diskutieren doch, wir streiten auch einmal. Und wir finden Lösungen. Aber die Oberärztin meint, er unterwirft sich, ist auch in der Klinik zu allen freundlich und kompromissbereit. Zu wenig männlich meint sie, also kastriert!«

Nun wurde die Wut der Frau spürbar, eine verständliche Wut, um so verständlicher, als sie selbst Krankenschwester ist, in der Radiologie arbeitet und viel mit Krebspatienten zu tun hat, aber so etwas hatte sie noch nie gehört. Und im Gespräch wurde ihr auch klar, dass es ein Unterschied ist, ob man solch eine Theorie als Denkfigur nutzt, quasi als ein »So-als-ob«-Modell des Unbewussten oder es als bewusstes Verhalten betrachtet, das der Betroffene per Einsicht und Willensbildung steuern kann.

»Seit Sigmund Freud wissen wir, wie der Körper auf solche falschen Lebenseinstellungen reagiert, erklärte mir die Oberärztin und stellte uns klipp und klar vor die Entscheidung dergestalt, dass mein Mann nur eine Chance hat, wieder gesund zu werden, wenn wir uns trennen oder, falls wir das nicht wollen, eine tief greifende Paartherapie machen. Schlimm genug, dass er so krank werden musste, meinte sie, aber keinesfalls darf es so weitergehen.
Ich wollte meinen Mann einpacken, ihn mit nach Hause nehmen, aber das ging nicht. Ich wollte ihn überzeugen, dass ich kein Wort glaube, dass alles nur eine verrückte Theorie ist. Ich konnte nicht, brachte kein Wort mehr heraus. Ich hatte das Gefühl, dass ich mit allem, was ich sagen könnte, der Oberärztin recht gebe. Ich fühlte mich wie in einem Ringkampf mit dieser Frau, die mir meinen Mann wegnehmen wollte. Der stand wie betäubt in der Mitte, überflutet, wusste nicht, wie er all das, was wir schon miteinander erlebt und auch erlitten haben, verstehen sollte. Er wirkte so hilflos, plötzlich wirklich wie ein kleiner Junge. Ich wollte ihn in den Arm nehmen, ihn trösten, aber das ging nicht, dann wäre ich ja doch diese verdammte Mutter, die ich bei Gott nicht für ihn bin. Aber ich fand keinen Ausweg, packte meine Handtasche, verabschiedete mich von meinem Mann, der mir einen flüchtigen, halbherzigen Kuss gab. Dann fuhr ich nach Hause. Und rief in der Krebsberatungsstelle an. Dort sagte mir die Beraterin sofort, dass sie das alles für eine uralte, längst überholte psychosomatische Theorie hält, dass kein ernstzunehmender Psychosomatiker mehr so etwas glaubt. Ich rief den Chefarzt der Klinik an, erzählte ihm alles. Er hörte zu, wurde immer stiller und wollte wissen, ob ich womöglich etwas missverstanden hätte. Ein Gespräch bei ihm wäre zwar im Prinzip möglich, aber ohne seine Oberärztin wolle er das nicht entscheiden. Dann ging es erst richtig los. Dieser Anruf war wohl mein Fehler, jetzt fing auch mein Mann

> schon an, daran zu glauben, dass ich hinter seinem Rücken aktiv werde, ihn wie einen kleinen Jungen behandle. Aber was soll ich denn tun?«

Diese Schilderung war kaum zu glauben, immerhin fand das Gespräch im Mai 2012 statt. Aber die Verzweiflung der ratsuchenden Frau ließ keine Zweifel daran, wie sehr dieses Vorgehen der Ärztin sie und ihren Mann verstörte. Den Hinweis darauf, dass es sich bei der Aussage der Ärztin um eine antiquierte psychosomatische Theorie handelte, griff sie dankbar auf und hatte sich auch selbst schon in Büchern sowie im Internet eingehend informiert. Sie wusste aber nicht, wie sie ihren Mann davon überzeugen konnte, ohne in diese inzestuöse mütterliche Rolle zu geraten, die ihr die Oberärztin zugeschrieben hatte. Sie suchte einen Ausweg aus dem Dilemma, da sie wusste, dass der Chefarzt die Theorie wohl nicht teilte, aber seiner Oberärztin nicht in den Arm fallen würde. Schließlich entschloss sie sich zu einem listigen, aber vordergründig sehr neutralen Vorgehen dergestalt, dass sie sich mit ihrem Mann darauf einigte, eine Paartherapie zu machen, die ihnen in der schwierigen Situation sicher helfen könnte. Gleichzeitig wollte sie, wie es heute durchaus üblich ist, eine Zweitmeinung einholen, um die Kastrationstheorie noch mit einem anderen Fachmann zu diskutieren.

> »Mal sehen, wie es dann weitergeht. Oder glauben Sie, es finden sich noch andere Ärzte, die so denken? Die mir durch mein dominantes Verhalten auch die Schuld am Krebs meines Mannes geben? Aber so werde ich es versuchen. Dann weiß ich wenigstens, was Sache ist. Ich möchte mich gerne auf Sie berufen. Darf ich Ihren Namen nennen?«

Ich war einverstanden, und als wir uns trennten, wirkte sie wesentlich ruhiger und hatte wohl zu ihrer bisherigen Entschlossenheit zurückgefunden. Einige Wochen später erfuhr ich, dass sie der Oberärztin einen Brief geschrieben hatte, in dem sie sich auf das Gespräch bezog. Ihr Mann wollte eine Zweitmeinung einholen und wurde daraufhin kurzerhand von der Oberärztin entlassen, weil sowohl dieses Ansinnen, als auch das Verhalten seiner Frau nur als krasser Vertrauensbruch zu verstehen seien und als kränkende Zweifel an ihrer Fachkompetenz.

Was hat das Ganze für einen Sinn?

Wenn die Angst einen nicht mehr loslässt, wenn die Schmerzen unerträglich werden, wenn keine Hoffnung auf Heilung mehr besteht und wenn Ärzte vielleicht diesen unseligen Ausspruch getan haben: »Wir können nichts mehr für Sie tun!«, dann ist es nur allzu verständlich, dass man keinen Sinn mehr darin sieht, all das noch auf sich zu nehmen und weiterzuleben. So stellen die Patienten immer wieder die Sinnfrage und es fällt schwer, oft sehr schwer, darauf eine Antwort zu geben.

Das folgende Gespräch schildert eine übliche psychotherapeutische Gruppensitzung mit Patienten, die unter den unterschiedlichsten psychosomatischen und neurotischen Erkrankungen litten.

> Ein Teilnehmer der Gruppe war ein junger Mann, der die Schule erfolgreich absolvierte, ein gutes Abitur hinlegte und dann keinerlei Antrieb mehr hatte, irgendetwas Weiteres zu tun. »Ja, ihr habt richtig verstanden. Ob ihr es glaubt oder nicht. Ich könnte studieren, ich könnte eine Berufsausbildung machen, ich könnte bei meinem Onkel in der Firma einsteigen. Aber ich könnte das alles nur, ich kann es nicht. Ich weiß, es klingt absolut idiotisch, aber ich kann es nicht. Ich kann nichts tun, wenn ich überhaupt keinen Sinn darin sehe. Nein, es geht nicht darum, dass ich keinen Sinn in der Arbeit sehe. Natürlich, wenn ich leben will, dann muss ich auch arbeiten, um mir meinen Lebensunterhalt zu verdienen. Ja, das sehe ich ein, ich bin doch nicht dumm. Aber es geht mir nicht um die Arbeit, ich weiß überhaupt nicht, warum ich leben soll. Ich sehe keinen Sinn darin. Ich sehe so viele Menschen, die über Jahrzehnte leben und arbeiten. Arbeiten und Leben, aber warum? Und ich sehe überhaupt keinen Sinn darin, in dem was diese Menschen tun und machen.«
> Eine Mitpatientin fragte, ob er damit sagen wollte, dass er überhaupt keinen Sinn in seinem Leben sähe, was er mit einem angedeuteten Nicken betätigte. »Ja, du hast mich richtig verstanden. Ich sehe keinen Sinn im Leben. Oder könnt ihr mir sagen, was das Leben für einen Sinn hat.« Ein älterer Mitpatient reagierte nun sehr ungehalten und meinte, der junge Mann solle doch seine Fragen etwas tiefer hängen, über den Sinn des Lebens hätten sich schon sehr viel klügere Menschen den Kopf zerbrochen. Aber die Frauen in der Gruppe nahmen ihn auf eine wohltuende Art ernst, fragten nach und zeichneten ihm schließlich ein Bild, das er annehmen konnte.
> »Du kommst uns vor, wie einer, der vor einer großen weißen Leinwand steht, ratlos nach einem Bild, einem Muster, einer Schrift sucht und sich darüber beklagt, dass diese Leinwand leer ist. Du bist verärgert, schimpfst, und siehst gar nicht, dass neben dieser Leinwand Farben, Stifte und Pinsel stehen. Und du verstehst nicht, dass diese Leinwand eine Herausforderung bedeutet: Hier bin ich, ich bin deine Leinwand! Nimm die Farben, nimm die Stifte, nimm die Pinsel und mache etwas draus. Verstehst du? Es geht nicht darum, dass dein Leben irgendeinen vorgegebenen Sinn für dich parat hält. Es ist die Herausforderung an dich, etwas daraus zu machen. Kapiert?«

Der junge Mann konnte die Interpretation nicht so ohne Weiteres annehmen, vielleicht wäre es ihm auch peinlich gewesen, aber an seinen Reaktionen war zu spüren, dass er verstanden hatte. Er saß anders in seinem Sessel, er konnte die Beine ausstrecken, lockerer sitzen und auch lockerer sprechen. Als er dann fragte, ob sie meinten, dass er jetzt einen Malkurs besuchen sollte, lachten die Frauen und es war deutlich: Er hatte verstanden.

Als ich nach meiner ersten Operation im Krankenhaus lag, mieden die Kollegen das Gespräch mit mir. Sie wussten offensichtlich nicht, wie sie mit meiner Angst und meiner Klage umgehen sollten.

Anders dagegen ein Krankenpfleger. Er kam aus der Türkei und war schon fünfzehn Jahre in Deutschland. Er war ein sehr nachdenklicher Mann, sprach langsam und überlegt. Er war der »Underdog« der Station und für alle unangenehmen Arbeiten zuständig – vielleicht auch für das Gespräch mit mir. Er fragte nach meiner Angst und nach meinen Vorstellungen für die Zukunft. Überraschend für mich meinte er dann, wir Mitteleuropäer hätten sicher keine Vorstellung davon, wie hilfreich der Fatalismus in solchen Situationen sei.

Es war ärgerlich, Fatalismus war das Letzte, was ich mir in dieser Situation hätte vorstellen können. Aber mir wurde klar, dass er etwas ganz anderes meinte, als das, was ich mir unter Fatalismus vorstellte. In den nächsten Tagen brachte er mir eine Reihe von Gedichten aus der Tradition der Sufi mit, in der er aufgewachsen war. Jetzt verstand ich. Es ging um den tätigen Fatalismus, dessen Aussage eigentlich ganz einfach schien: Es ist dein Leben, du kriegst kein anderes, also nimm es und mach etwas daraus.

Das war die Herausforderung, und allmählich entstand für mich eine Verbindung von diesen Gedichten über Albert Camus' Sisyphos, dem es gelang, der Absurdität seines Daseins einen Sinn abzutrotzen, bis hin zu dem jungen Mann, der mit einer leeren Leinwand nach Hause ging.

All dies sind Bilder, die als Antwort dienen können, wo Worte nicht greifen. Meist sind es recht schlichte Bilder, und es scheinen zuweilen recht flache und dünne Antworten zu sein, wenn Patienten in ihrer existenziellen Not schildern, was sie durchleiden. Nur wenn man etwas genauer hinschaut und hinhört, können sie sich entfalten.

Ein Architekt hatte schon vielen seiner Mitbürger schöne Häuser entworfen und gebaut und freute sich nun darauf, sich selbst ein neues Haus zu bauen, das er bald mit seiner Frau beziehen wollte.

»Wissen Sie, Doktor, jetzt bin ich endlich soweit! Bisher habe ich nur für andere Leute Häuser gebaut. Wir wohnen zwar selbst in einem schönen alten Haus, das wir uns hergerichtet haben, aber jetzt habe ich die Möglichkeit, meine eigenen Vorstellungen zu verwirklichen. Das Haus steht schon im Rohbau, wir sind gerade dabei es zu verputzen. Meine Tochter hat mir dabei geholfen, also beim Entwurf. Sie hat viel Fantasie, findet es auch schön und freut sich mit uns. Sie bewohnt eine Eigentumswohnung, hat zwei Kinder, erwartet jetzt das dritte. Wir werden also noch einmal Großeltern. Aber jetzt hab ich diese schreckliche Krankheit bekommen.«

Er berichtet von seiner Krebserkrankung, einem weit fortgeschrittenen Krebs der Bauchspeicheldrüse, der bereits mit zahlreichen Metastasen das Bauchfell besiedelt hat. Er befindet sich in einer Chemotherapie mit einem neuen Medikament, das möglicherweise die Chance bietet, die Krankheit noch in den Griff zu bekommen.

> »Ich setze natürlich alle meine Hoffnung auf diese neue Behandlung, vielleicht hilft es ja und wir können dieses Haus noch beziehen, aber ehrlich gesagt fürchte ich mich so sehr vor den nächsten Wochen, vor den nächsten Monaten. Ich fürchte mich nicht vor der Chemotherapie, ich fürchte mich auch nicht vor dem Sterben, aber unerträglich für mich ist der Gedanke, dass alles, was ich tue, jetzt sinnlos ist. Ja, meine Angst geht sogar noch weiter, ich wache manchmal nachts auf und habe das Gefühl, alles war sinnlos, mein ganzes Leben war sinnlos. Wofür habe ich überhaupt gelebt, wenn das jetzt alles so zu Ende geht.«

Alle möglichen Überlegungen hatte er schon selbst angestellt, hatte sich selbst schon klargemacht, dass doch viele Zeugnisse seiner Arbeit in der Stadt zu sehen sind, dass er eine Familie hat, seinen Kindern ein Heim, eine gute Kindheit, Aufwachsen in Geborgenheit ermöglichte, eine solide Ausbildung usw. Alles das hatte er schon überlegt.

> »Es gibt so viele vernünftige Überlegungen, die mir zeigen könnten, dass mein Leben nicht sinnlos war, aber das Gefühl reagiert ganz anders. Es kann ja sein, dass es bisher so aussah, als hätte das alles einen Sinn. Aber jetzt einfach so auf der Strecke zu bleiben, einfach so aufgeben zu müssen, so zu enden? Das kann doch keinen Sinn haben! Das ist doch in höchstem Maße sinnlos. Jedenfalls ist es für mein Gefühl sinnlos.«

Das Bild mit der Leinwand schien ihn irgendwie anzusprechen.

> »Ja, ich verstehe diesen jungen Mann sehr gut, ich fühle mich genauso, stehe ratlos vor meiner jetzigen Situation, verstehe überhaupt nichts und kann nur fragen: Was soll das Ganze? Ich sehe überhaupt keinen Sinn darin, überhaupt keinen! Nein, ich werde eher wütend! Aber, merkwürdig, irgendetwas gefällt mir an diesem Bild. Also, ich glaube nicht, dass ich einen Malkurs machen muss. Vielleicht muss ich ja erst einmal Pinsel und Farben finden, ich weiß es noch nicht. Eigentlich kommt es mir komisch vor. Das ist so ein einfaches Bild und ich mache mir so komplizierte Gedanken. Vernünftig finde ich es ja nicht, aber es gefällt mir, vielleicht hilft es mir auch.«

Das war leider das letzte Gespräch mit diesem Patienten. Er kam von der letzten stationären Chemotherapie nicht mehr zurück. Hoffentlich hat das Bild ihm ein wenig geholfen.

Theodizee

Theodizee ist eine sehr hochtrabende Überschrift, sie sagt eigentlich nur theologisch oder philosophisch bewanderten Lesern etwas. Die »Rechtfertigung Gottes angesichts des Elends in der Welt« ist aber auch ein sehr handfestes Problem, das viele unserer Patienten beschäftigt. All die Gespräche mit Patienten sind gar nicht wiederzugeben, in denen diese Frage sehr ernsthaft diskutiert wurde. Im Grunde taucht sie bei fast allen irgendwann auf. Fragen die einen nach der Schuld, die sie womöglich auf sich geladen haben, für die sie nun bestraft werden, so wissen die anderen, dass sie unschuldig sind, zumindest nicht solche Dinge verbrochen haben, die eine solche Strafe nach sich ziehen könnten. Und sie sehen, dass nicht nur sie selbst so geschlagen sind, sondern dass es auch andere rechtschaffene Leute gibt, die mit schweren Krankheiten oder anderen Schicksalsschlägen bestraft werden, ohne etwas verbrochen zu haben.

Andere erfreuen sich bester Gesundheit und man weiß, was sie alles auf dem Kerbholz haben. Da ist der Zweifel naheliegend. Wenn man dann davon ausgeht, dass es einen Schöpfer gibt, der nicht nur die Menschen in diese Welt gesetzt hat, sondern auch die Geschicke dieser Welt lenkt, wo bleibt dann die Gerechtigkeit? Auch in den Gruppensitzungen taucht diese Frage auf, nie finden die Patienten eine rational befriedigende Lösung. Erstaunlich sind aber die Parallelen, die gezogen werden, dergestalt, dass fast regelmäßig die Ungerechtigkeit der Krankheit in Analogie gesetzt wird mit der Ungerechtigkeit des Wetters. Natürlich würden sich viele wünschen, sie könnten sich durch ein besonders vernünftiges oder edles Verhalten, vielleicht auch durch ein besonders gesundheitsbewusstes Leben vor Krankheiten schützen. Aber die Erfahrung zeigt, dass es nur begrenzt möglich ist und immer schließt sich die Frage an, wer sich ein solches Leben denn leisten kann.

Müssen nicht viele Menschen einer ungesunden Arbeit nachgehen? Haben nicht manche Menschen einfach durch familiäre Belastung so viel Stress, dass ein gesundes Leben unmöglich erscheint? Wäre das dann eine Form von Gerechtigkeit, wenn jene gesund bleiben, die es sich leisten können, ein gesundes Leben zu führen? Die anderen, die das nicht können, werden dann womöglich krank? Oder muss man nun besonders christlich sein, um von Krankheiten verschont zu bleiben? Was machen Andersgläubige? Die Agnostiker oder gar die Atheisten? Je mehr man nach Antworten sucht, desto mehr Fragen findet man.

Die Analogie zum Wetter macht es anscheinend leichter, diese Ungerechtigkeit zu ertragen. Die Patienten spielen gerne die Frage durch, wie die Welt aussähe, wenn es die Möglichkeit gäbe, durch Geld, Technik oder bestimmte Verhaltensweisen das Wetter bestimmen zu können. Alle sind sich immer wieder einig: Dann gäbe es Krieg, fortwährenden Krieg um die Macht, das Wetter selbst zu machen. Könnte es sein, dass die Macht gesund zu bleiben und Krankheiten zu vermeiden den gleichen Effekt hätte?

Wirkliche Antworten wurden in diesen Gesprächen nie gefunden, aber es scheint, als sei es leichter damit zu leben, wenn man die Krankheitsentstehung als Naturgesetz betrachten kann, auf das Menschen keinen Einfluss haben. Diese »gnadenlose Zufälligkeit der Erkrankung«, die Männer und Frauen in gleicher Weise trifft, Jung und Alt, unabhängig von Nationalität und Religionszugehörigkeit, könnte doch so etwas sein wie eine höhere Gerechtigkeit, ein Geschehen, das sich dem Einfluss der Menschen entzieht, sodass sie keinen Krieg führen können.

Es ist keine Antwort, es ist eine Frage, die manchem hilft, besser damit zu leben. Es ist aber auch eine brisante Frage, wenn man sich vergegenwärtigt, dass Armut tatsächlich auch bei uns ein Krankheitsrisiko bedeutet.

12 Die Therapieentscheidung

Meist ist der Schreck über die Diagnose einer Krebserkrankung so groß, dass man froh ist, wenn der behandelnde Arzt einem auch gleich eine Therapieempfehlung mit auf den Weg gibt. In der Regel geht es dann um eine Operation, manchmal aber auch erst um eine Chemotherapie mit anschließender Operation.

Keine Chemotherapie?

M. M., eine Frau mit Brustkrebs, berichtet.

»Wissen Sie, ich bin etwas ängstlich, besser gesagt, sehr ängstlich, und so verrückt es klingt, deshalb bin ich auch nie zur Vorsorgeuntersuchung gegangen, aus Angst, der Arzt könnte etwas finden. Aber vor zwei Jahren kippte es dann. Ich hatte Angst, ich könnte da etwas Wichtiges versäumen, wenn ich nicht hingehe. Also bin ich zum Frauenarzt und tatsächlich fand der einen Knoten, der sich in den nächsten Tagen auch als Krebs herausstellte. Ich sollte mich operieren lassen. Mein Mann war nicht so überzeugt davon, meinte aber, ich solle halt das machen, was ich für richtig hielte. Ich konnte gar nichts mehr entscheiden und verließ mich einfach auf den Fachmann, ließ mich operieren und glaubte, damit sei alles erledigt. So schien es auch. Der mikroskopische Befund war in Ordnung, man hatte alles rausgenommen. Die Lymphdrüsen waren in Ordnung, der Tumor war auch noch sehr klein. Jetzt sollte ich vorsichtshalber noch eine Chemotherapie machen und dann wäre ich so ziemlich in Sicherheit.
Als mein Mann von der Chemotherapie hörte, war er entsetzt und riet mir dringend ab. Ich sollte mich doch nicht kaputtmachen, das ist ja gefährlicher als der Tumor selbst, später bekäme ich Leukämie usw. Mein Bruder bestärkte ihn noch und jetzt war ich völlig ratlos. Sie brachten mir alles Mögliche zum Lesen, rieten mir zu einer Misteltherapie und malten mir die Folgen einer Vergiftung durch die Chemotherapie in den schrecklichsten Farben aus. Sie hielten viel von der natürlichen Heilung und ich glaubte ihnen auch weitgehend. Beide kennen sich aus, haben entsprechende Fächer studiert, Gartenbau und Forstwirtschaft, und sind eigentlich immer sehr sachlich und vernünftig. Also hörte ich auf sie und machte keine Chemotherapie. Mein Frauenarzt wunderte sich, beließ es aber dabei und versuchte nicht, mich zu überzeugen.
Aber dann ging es los, meine Kolleginnen und Freundinnen, manche von ihnen hatten auch schon Brustkrebs, waren entsetzt. Sie hatten erwartet, mich jetzt mit Perücke oder Kopftuch zu sehen, so wie sie es durchgemacht hatten und konnten überhaupt nicht verstehen, warum ich mich diesem Risiko aussetze, ja sie machten Front gegen die Männer, die ja gar keine Vorstellung haben, was eine Frau in solch einer Situation durchmacht. Ich fühlte mich hin und her gerissen, aber von den

> Frauen auch sehr unterstützt. Bloß, was sollte ich jetzt tun? Mein Frauenarzt gab mir keine Antwort darauf, meinte, ich müsse selbst entscheiden, außerdem sei jetzt so viel Zeit vergangen, da sei es fraglich, ob eine Chemotherapie noch einen Sinn habe. Mit meinem Mann konnte ich kaum noch sprechen, ich lag nächtelang wach, erst nur grübelnd, dann weinend. Was hätte ich denn tun sollen. Warum kann mir keiner sagen, was richtig ist?«

Sie wartete auf eine Antwort, die ihr wohl kaum weitergeholfen und vielleicht nur neue Zweifel genährt hätte. So ging es in den folgenden Gesprächen auch mehr darum, wie sie lernen könnte, mit der Unsicherheit zu leben und in Kauf zu nehmen, dass die Folgen einer Entscheidung sehr oft nicht absehbar sind. Die Gespräche waren allerdings keine Hilfe, in den folgenden Sitzungen stellte sich allmählich heraus, dass es um weit mehr ging als um diese Entscheidung, es ging um grundsätzliche Fragen der Selbstbestimmung und der Übernahme von Verantwortung für das eigene Leben, sodass sich aus der psychoonkologischen Beratung die Notwendigkeit einer langfristigen psychotherapeutischen Behandlung ergab.

Die Zweit- (oder Dritt-)Meinung

Frau B. D. bekam nach dreijähriger Remission ohne alle Beschwerden ein massives, sehr schnell wachsendes Rezidiv, dass eine baldige, wahrscheinlich weitreichende Operation notwendig machte. Der frühere Operateur schilderte ihr diese Operation so drastisch, dass sie davor zurückschreckte und mich voller Angst wieder aufsuchte.

> »Sie kennen mich doch schon und wissen, dass ich nicht feige bin, ich habe ja auch schon einiges hinter mir, Operation, Chemotherapie und Bestrahlung, aber was der jetzt vorhat, da graust es mir. Er meinte, man müsste wohl sogar ein paar Rippen entfernen und ganz nahe an die Lunge ran gehen. Gibt es denn keine andere Möglichkeit?«

Sie wusste wohl, dass ich diese Frage nicht beantworten konnte, aber wir fanden langsam durch das Chaos ihrer Angst und es wurde ihr klar, dass sie sich entscheiden musste. Sie könnte dies aber erst, nachdem sie erfahren hatte, ob es alternative Möglichkeiten gab oder nicht. Also suchte sie eine Zweitmeinung.

> »Das war ein Drama, nein, ein Trauma. Der Professor begrüßte mich sehr freundlich, fragte, ob ich mich jetzt zu der Operation durchgerungen hätte und erstarrte, als ich ihn fragte, ob er mir einen Kollegen nennen könnte, bei dem ich mir eine Zweitmeinung einholen könnte. Er schimpfte auf diese Mode mit der ›second opinion‹, meinte dann, dass ich ja eine gebildete Frau sei und er mich nicht hindern könne, ich sollte dann aber auch gescheite Leute fragen. Schließlich nannte er mir ein paar Adressen, die ich dann anrief.

Tatsächlich rieten mir alle zu einer Operation, schilderten das mögliche Vorgehen dann aber sehr unterschiedlich. Das reichte von relativ kleinen, offensichtlich palliativ gedachten Eingriffen bis zu heroischen Operationen, bei denen ich womöglich sogar einen Lungenlappen lassen müsste. Gemeinsam war diesen Antworten eigentlich nur, dass jeder betonte, es gebe keinen anderen Weg. Und ich war rumgereist, sogar in Berlin, in Heidelberg und Stuttgart.
Schließlich kam ich in eine weitere Uniklinik, erzählte dem Professor von meiner Odyssee und den Vorschlägen, die mir gemacht wurden. Dann reagierte er ganz überraschend. Er entwickelte keine eigene Strategie mehr, meinte, das würde mich nur noch mehr verwirren, sondern fragte mich, was ich von den verschiedenen Plänen halte. Erst als ich selbst meine Meinung gesagt hatte, äußerte er sich dazu, schloss dann den kleinen Eingriff als unzureichend aus und meinte, der ganz große Eingriff wäre vielleicht unnötig, man könnte auch weniger entfernen und abwarten. Ich weiß es nicht mehr so genau, merkte nur, dass ich mich auf einmal sehr sicher fühlte und glaubte, dass ich mit ihm eine Strategie finden werde, mit der ich leben kann, auch wenn er mir keine Heilung garantiert. Schließlich haben wir uns auf ein Vorgehen geeinigt, und in drei Tagen fahre ich hin.«

Ihre Angst war nach wie vor spürbar, aber auch eine gewisse Gelassenheit und Zuversicht, vor allem aber eine Haltung, die ausdrückte, dass sie nun daran geht, eine eigene Entscheidung zu verwirklichen und sich dabei nicht mehr der Krankheit, den Ärzten und einem ungewissen Schicksal ohnmächtig ausgeliefert fühlt. Es war eine gemeinsame Entscheidungsfindung mit ihrem Operateur, die ihr das ermöglicht hatte. Die heute gängige Bezeichnung PEF (partizipative Entscheidungsfindung) würde dem nicht gerecht. Es war keine Partizipation im Sinne einer Teilhabe, es war eine wirklich gemeinsame Entscheidung, bei der sie auch ihren Teil der Verantwortung trägt. Glücklicherweise hat sie alles gut überstanden. Ihre Erfahrungen haben auch schon einigen ihrer Freundinnen Mut gemacht, sich eine zweite oder notfalls auch mehrere Meinungen einzuholen. Alle sind gut damit gefahren und ich kann mir vorstellen, dass auch die Ärzte merkten, dass es besser ist, wenn die Patientinnen danach bewusster hinter ihren Therapieentscheidungen stehen und Verantwortung übernehmen.

»Ich bin ein Augenmensch«

Herr R.G. ein kräftiger, schon ergrauter Mann berichtet sachlich, ruhig, mit einer Gelassenheit (oder Gleichgültigkeit?), die etwas Befremdliches an sich hat. Er hatte einen Gehirntumor der »üblen Sorte», ein Glioblastom, das an der Stelle saß, an der sich die Sehnerven kreuzen. Die Neurochirurgen waren überzeugt, den Tumor weitgehend entfernt zu haben, waren sich dessen aber nicht sicher. In den ersten Wochen nach der Operation war er fast blind, da die Gewebeschwellung im Operationsgebiet auf den Sehnerv drückte. Nun sollte er sich bestrahlen lassen, lehnte dies aber ab. Er hatte sich eingehend informiert, wusste um die schlechte Prognose und war überzeugt, dass die Bestrahlung den Sehnerv zerstören und er erblinden würde.

Er entschied sich gegen die Bestrahlung, wohl wissend, dass er damit auf eine zumindest statistisch zu erwartende Lebensverlängerung verzichtete.

> »Was habe ich davon, wenn ich möglicherweise ein paar Monate länger lebe, aber nichts sehe?« Die Frage, welche Hilfe er von einer psychoonkologischen Behandlung erwarte, beantwortete er etwas rätselhaft: »Ich bitte Sie, mich zu begleiten, bis ich wieder richtig sehen kann.«

Diese Bitte klang illusionär und stand in krassem Gegensatz zu seiner sonstigen Sachlichkeit, der Sinn der Bitte wurde erst allmählich, im Verlaufe der Gespräche, deutlich.

> Schon in den ersten Stunden erzählte er gerne und detailliert aus seinem Leben. Er verharrte bei besonders schönen Erinnerungen, so etwa, wenn er von seinen ersten Fahrten mit dem Motorrad erzählte, vor allem aber, wenn er auf seine Leidenschaft, das Fotografieren zu sprechen kam. Er fotografierte Tiere, seine Bilder waren von bestechender Schönheit und Brillanz. Sie hätten in jedem anspruchsvollen Buch ihren Platz gefunden. Die Makroaufnahmen von Insekten im Flug waren faszinierend und ich freute mich, wenn er wieder neue Bilder mitbrachte. So wurde verständlich, welche Bedeutung das Sehen für ihn hatte, warum er sich als Augenmensch bezeichnete und äußerst sensibel auf jedes Schwanken seiner Sehfähigkeit reagierte.

Er ging regelmäßig zur Nachsorge und war auch neun Monate nach der Operation noch ohne Rezidiv. Das veranlasste den Neurologen, ihm nochmals dringend eine Bestrahlung anzuraten.

> »Er meinte, ich hätte doch eine reelle Chance, mit der Bestrahlung länger zu leben. Nein, nicht gesund zu werden, aber länger zu leben. Als ich mich weigerte, kam er richtig in Fahrt, nahm meine Akte und warf sie in den Papierkorb an der Rezeption, sagte der Helferin, dass ich keine Termine mehr bekomme, weil ich die Behandlung verweigere.«
> Herr R. G. lachte, als er davon erzählte, und lehnte freundlich mein Angebot ab, einmal mit diesem Arzt zu sprechen: »Es gibt für mich so viel wichtigere Dinge, als einen durchgedrehten Neurochirurgen zu beruhigen.«

Natürlich ging er auch zur nächsten Untersuchung und verließ sich darauf, dass die Situation sich beruhigt haben würde. So war es dann auch. Langsam wurde deutlich, dass es wirklich Gelassenheit war, die es ihm ermöglichte, seine Krankheit zu ertragen und lediglich auf die Veränderung seiner Sehfähigkeit so sensibel zu reagieren. Alle Fragen der konkret zu treffenden Maßnahmen, z. B. Patientenverfügung und Vorsorgevollmacht, verwies er freundlich an seine Frau, mit der er alles bis ins Detail diskutiert und vorbereitet hatte. Es gab keine ungeklärten Dinge mehr.

> Und er erzählte, erzählte von seiner Jugend, erzählte, wie er seine Frau kennengelernt hatte, von seinem beruflichen Werdegang, von der Geburt seines Sohnes, alles das erzählte er, meist chronologisch, ruhig und gelassen.
> Ihm war anzusehen, dass er sein Leben innerlich vorbeiziehen ließ. Manchmal schien es so, als ob wir gemeinsam einen Film betrachteten, den er anschließend einpackte und in den Schrank der Vergangenheit stellte. Und so war es dann auch. War das seine Bitte, ihn zu begleiten, mit ihm sein Leben anzusehen, um es dann der Vergangenheit zu übergeben?

Allmählich verschlechterte sich sein Zustand, die Untersuchungen zeigten eine diffuse Schwellung des Gehirns ohne lokalisierbaren Tumor, sein Sehvermögen wurde langsam immer weniger. Seine Erzählungen waren in der Gegenwart angekommen.

> In den letzten Stunden beschäftigte er sich mit seiner Krankheit, vor allem aber mit der Frage, wer seine rund zwanzigtausend Diapositive umfassende Sammlung erhalten wird – die zoologische Abteilung einer Hochschule zeigte großes Interesse. Er war mittlerweile davon überzeugt, dass sein Sehvermögen jetzt durch ein Rezidiv zerstört werde. Eine weitere Untersuchung wollte er nicht, er hatte sich auf diesen Verlauf eingerichtet.
> Nun konnte er seine Bitte erklären, es war die Bitte, ihn bei seinem Abschied vom Leben, bei seiner Trauer zu begleiten. Im Erzählen vergegenwärtigte er sich alles, was er Schönes erlebt hatte und welche Schwierigkeiten er bewältigen musste. Er übergab seine Erinnerungen mir, seinem Begleiter und der Vergangenheit.

Als er sich beim letzten Gespräch verabschiedete, hatte er eine starke Erkältung. Sie verschlechterte sich, es entwickelte sich eine handfeste Lungenentzündung, die der Hausarzt mit Antibiotika behandeln wollte. Er lehnte dies ab und starb, wie mir seine Frau berichtete, so, wie er es sich gewünscht hatte. Er starb sehend und kam seiner Erblindung zuvor.

13 Die Akutbehandlung

Es ist nicht leicht, etwas über diese Strecke des Weges zu erzählen, da die Akutbehandlung stets im Krankenhaus erfolgt und die Schilderung der Ereignisse erst nachträglich erfolgen kann. Sie ist dann natürlich sehr vom subjektiven Erleben und den persönlichen Erinnerungen geprägt, sodass jede Schilderung immer eine gewisse Tendenz haben wird. Dies ist nicht gleichzusetzen mit Unzufriedenheit, nein, meist sind die Berichte wesentlich differenzierter. Meine eigene Erfahrung etwa war die, dass ich mich medizinisch sehr gut behandelt fühlte, über den persönlichen Umgang mit mir aber einfach nur entsetzt war.

Ähnliches erlebte ich immer wieder auch bei den Patienten, die sich zwar medizinisch gut, menschlich aber unwürdig und herabsetzend behandelt fühlten. Diese Spaltung betrifft sogar einzelne Personen und wird auch manchmal so erlebt, dass die Ärzte als medizinisch kompetent, im persönlichen aber als unmenschlich betrachtet werden, während das Pflegepersonal dabei sehr viel besser wegkommt und häufig als einfühlsam, freundlich und fürsorglich aber auch als gehetzt und überfordert geschildert wird. Überraschend ist dabei immer wieder die Beobachtung, dass nicht so sehr die Fürsorglichkeit im Vordergrund steht, auch nicht ob jemand besonders freundlich ist oder nicht. Auch bärbeißige Typen kommen gar nicht so schlecht weg.

Das Hauptkriterium ist fast immer das Interesse, das der Patient erfährt. Wenn er z.B. bei der Visite nicht mit seinem richtigen Namen angesprochen wird, wenn Befunde oder Daten verwechselt werden, dann ist die Beziehung schon fast kaputt. Man kann nicht mehr glauben, dass der Arzt sich wirklich für einen interessiert und sich ernsthafte Gedanken über Befund, Befindlichkeit, Diagnose und die weitere Therapie machen kann, wenn er nicht einmal zutreffend informiert ist.

Diese Schilderungen hört man von vielen Patienten, stets mit großer Enttäuschung, manchmal auch mit Verbitterung, aber immer mit einer Ernsthaftigkeit, die von den behandelnden Ärzten mit Sicherheit nicht erwartet wird. Die meisten können sich nicht vorstellen, dass eine kleine Unaufmerksamkeit, eine Flüchtigkeit beim Patienten so gravierende Wirkungen hervorruft. Weitere »Sünden«, die berichtet werden sind eine Unzahl von Nachlässigkeiten, die sicher vermeidbar gewesen wären. Natürlich verstehen die Patienten auch den Zeitmangel und die persönliche Beanspruchung der Ärzte und des Pflegepersonals. Sie machen ihnen deshalb auch nur selten Vorwürfe, leiden aber trotzdem darunter.

Die Vorbereitung

So ist eine meiner schlimmsten Erinnerungen mit einer Situation verbunden, die absolut unnötig war.

> Für meine erste Operation, eine Dickdarmresektion, musste der Darm natürlich sauber sein. Zur Reinigung wurden große Mengen einer isotonischen Lösung durch einen Magenschlauch zugeführt, die dann auf dem natürlichen Weg den Körper wieder verließen. Dazu wurde ich auf einen Stuhl, ein Sitzklosett, gesetzt, damit die Flüssigkeit gleich im großen Topf aufgefangen werden konnte. Dieses medizinisch sicher korrekte Vorgehen war an sich schon eine große Belastung, weil ich von insgesamt achtzehn Liter Lösung durchspült wurde. Das Schlimme aber war, dass ich dazu in den Fäkalienraum gesetzt wurde, wohl des unvermeidlichen Geruchs wegen.
> In diesem Raum aber ging es zu, wie in einem Taubenschlag. Ständig kamen Pfleger und Schwestern, um Urinflaschen und Bettschüsseln zu entleeren. Sie nickten mir freundlich zu, entleerten die Gefäße, spülten sie mit lautem Getöse und verließen den Raum wieder. Es war furchtbar und es dauerte Stunden. Aber die Quälerei wäre vermeidbar gewesen, denn ich hatte ein Einzelzimmer. Niemanden hätte es gestört, wenn diese ganze Prozedur in meinem Zimmer stattgefunden hätte, wo auch meine Frau etwas bequemer hätte sitzen können und ich selbst nicht ständig den Blicken der ein und aus gehenden Schwestern und Pfleger ausgesetzt gewesen wäre.
> Das eigentliche Problem daran ist aber dies: Ich selbst hatte zwar diesen Gedanken, äußerte ihn aber nicht und konnte es auch nicht mehr, als sie mir die Magensonde gelegt hatten. Ich hatte das Gefühl, nicht mehr sprechen zu können und wäre selbst auch nicht auf die Idee gekommen, denn ich war schon so hypnotisiert von der bevorstehenden Operation, dass ich mich wie ein kleines Kind völlig in die Hände der Ärzte und Schwestern begeben hatte. Ich könnte nicht sagen, dass ich keinen eigenen Willen mehr gehabt hätte, nein, ich hatte gar keine eigenen Vorstellungen mehr und hoffte nur, dass alles möglichst bald vorüberginge.

Ich glaube, dass meine Frau in ähnlicher Weise hypnotisiert war und wie ich völlig darauf angewiesen, dass Ärzte und Schwestern für mich dachten und handelten. Nun tun sie das glücklicherweise meist auch durchaus im Sinne der Patienten. Aber hin und wieder geschehen doch solche Dinge. Dies trägt mit dazu bei, dass Patienten bei der Bewältigung einer Krebserkrankung und all dem, was mit ihnen geschieht, Schwierigkeiten haben und dann schließlich psychoonkologische Hilfe suchen.

Wichtig dabei erscheint mir, dass es meist nicht die großen Fehler sind. Die großen kränkenden Fehler oder Unfreundlichkeiten sind glücklicherweise sehr selten. Es sind vielmehr die kleinen Nachlässigkeiten, die Dinge, die so nebenher passieren und doch so große Wirkung haben, weil sie dem Patienten Desinteresse signalisieren – Nachlässigkeiten, meist bedingt durch Zeitdruck und Überforderung.

Komplikationen

Frau S. R. hat etwas Kantiges an sich, sie sieht nicht unfreundlich aus, aber sie hat auch nichts Weiches an sich. Noch nicht. Später, in den weiteren Gesprächen, als sie ihre Angst etwas ablegen konnte, kamen auch ihre weichen Züge zum Vorschein – dann, als sie mir auch die Hand zur Begrüßung geben konnte. Denn das konnte sie jetzt noch nicht. Es war ihr peinlich und sie entschuldigte sich dafür.

»Wie viel Zeit haben wir heute? Fünfzig Minuten? Das ist gut. Ich brauche Zeit, um zu erklären, damit Sie mein komisches Verhalten verstehen. Wissen Sie, ich war entsetzt, als ich erfuhr, dass ich Brustkrebs habe, ich war entsetzt, als ich ins Krankenhaus kam, in diesen Riesenbau und ich wusste, ich werde operiert. Womöglich muss sogar die Brust amputiert werden. Dann lief aber alles sehr gut, alle waren sehr freundlich zu mir, machten mir Hoffnung, dass jetzt alles überstanden sei. Und die Chemotherapie, ja, ich sollte sie schon machen, einfach sicherheitshalber, na ja, doch, es ist schon nötig. Ich habe es auch eingesehen, habe es auch nicht bereut, aber was dann kam, war einfach die Hölle.
Wissen Sie, ich treibe viel Sport, ich habe kräftige Venen und es war überhaupt kein Problem, mir eine Infusion anzulegen. Also wurde ich gestochen, es wurde Blut entnommen, regelmäßig, jeden Tag und ich bekam die erste Infusion. Ich habe sie relativ gut vertragen, aber am nächsten Tag war der Arm dick und rot und die Ärztin entschuldigte sich. Sie konnte es sich zwar nicht erklären, aber sie reagierte, als hätte sie das Gefühl, etwas falsch gemacht zu haben. Mittlerweile wissen wir, dass es nicht so war, sondern dass ich die Infusionen einfach nicht vertrage. Am nächsten Tag musste ich ja wieder dran und dann haben wir halt den anderen Arm genommen. Das ging gut, aber da habe ich genauso reagiert. Und dann taten beide Arme weh und die Venen waren entzündet. Ich bekam Salben, bekam Umschläge. Dann kam die Angst.
Ich glaube, das kann sich kein Mensch vorstellen, was das für ein Gefühl ist. Natürlich ist es nicht lebensgefährlich, aber Sie liegen im Bett, beide Arme sind dick eingewickelt, mit Salbe eingeschmiert, tagsüber kommen noch Alkoholumschläge dazu, Sie spüren, wie es zieht, können den Arm nicht strecken, weil es zu weh tut in der Ellenbeuge. Dann schlafen Sie ein und wachen plötzlich auf aus einem Vampirtraum. Na ja, natürlich kein Vampir, der beißt, sondern ein Vampir, der sticht. Irgendjemand kommt morgen wieder, weil er Blut entnehmen muss. Sie werden wieder eine Vene suchen und keine finden. Aber irgendwann, irgendwann haben sie eine Vene gefunden, sie können das Blut entnehmen, dann kommt die Infusion und es tut wieder so höllisch weh. Erst brennt es, dann wird es taub, und der richtige Schmerz, der kommt erst Stunden später.
Ich weiß ja, dass keiner etwas dafürkann, merke ja, wie fürsorglich sie mit mir umgehen und welche Mühe sie sich geben. Aber können Sie sich vorstellen, was für eine Wut ich dann kriege, welche Mühe es mich kostet, die Wut nicht auf den Arzt zu richten oder auf die Schwester oder die Laborantin? Dass ich die Wut auf

diese Sch...krankheit kriege und auf diese Chemotherapie. Aber ich kriege eine mörderische Wut, könnte zuschlagen, treten, beißen, schreien. Aber ich weiß, dass ich es über mich ergehen lassen muss. Dass die Wut woanders hingehört und nicht auf die gerichtet werden darf, die mir helfen in meiner Not. Ich konnte nicht davon. Ich wollte ja auch die Infusionen. Also haben wir neue Venen gesucht und auch immer wieder gefunden. Aber beim nächsten Mal waren die nicht mehr zu gebrauchen. Die Suche wurde immer schwieriger und quälender und meine Angst wurde immer größer. Und irgendwann haben nicht nur die Venen reagiert, irgendwann hatte ich Schmerzen am ganzen Körper, also an der ganzen Haut und niemand durfte mich mehr anfassen.

Es war als ob, nein, nicht ein elektrischer Schlag, aber als ob die Berührung mich verbrennen könnte. Es wurde nicht heiß aber schmerzhaft. Es tat einfach weh. Ich kann es nicht beschreiben. Es war kein Druck, kein Stechen. Es war so, als ob man eine wunde Stelle berührt. Ja, das ist es. Am ehesten so, als ob man eine Abschürfung, eine Wunde berührt – und das am ganzen Körper. Diese Behandlung war ein Horror, den ich aber niemandem zum Vorwurf mache. Alle in der Klinik haben das gewusst und es berücksichtigt, haben mich mit unheimlicher Vorsicht behandelt, aber es nutzte nichts. Nur eine Ärztin, eine Gynäkologin, bei der tat es nicht so weh. Ich weiß nicht, warum, aber bei ihr konnte, ich es aushalten. Alle haben versucht, es mir erträglich zu machen, aber es war, als ob sich mein Körper gegen diese Chemotherapie wehrte.

Nach der Behandlung haben wir überlegt, ob es nicht sinnvoller gewesen wäre, mir gleich einen dauerhaften Zugang, einen Port, anzulegen, wie es heute wohl üblich ist. Aber wer weiß, wie ich dann reagiert hätte. Womöglich hätte sich dann die große Vene entzündet und das wäre noch dramatischer geworden. Keiner weiß es wirklich. Wir konnten nur versuchen, die Schmerzen, die Qual irgendwie in Grenzen zu halten. Ich habe mich oft gefragt, was das sein könnte und ich frage mich das immer noch. Warum wehre ich mich so gegen die Therapie? Warum wehrt sich mein Körper so dagegen? Warum kann ich das nicht einfach als Hilfe erleben? Sondern verrückt reagieren dagegen. Und jetzt kämpfen nicht mehr nur meine Venen und meine Haut. Jetzt kämpfe ich auch selbst. Ich lasse mich nicht mehr anfassen. Ich lasse mir kein Blut mehr entnehmen. Die meisten verstehen das nicht. Ich musste zur Begutachtung zu einer Psychiaterin wegen des Antrags beim Versorgungsamt, es ging um die Behinderung.

Ich habe ihr gleich gesagt, dass ich alle Befunde dabei habe, aber sie wollte selbst Blut entnehmen und schimpfte mich, weil ich dagegen war. Dann wollte sie mich untersuchen. Ich habe mich ausgezogen, habe ihr alles gezeigt, habe sie gebeten, mich nicht anzufassen. Dann hat sie doch hingelangt. Ich hätte sie fast geschlagen, weil es so wehgetan hat. Ich habe geschrien, Finger weg. Dann war sie beleidigt und hat nichts mehr gefragt. Sie hat mich rausgeschmissen und hat ein verheerendes Gutachten geschrieben, denn ich hatte ihr vorher erzählt, dass ich schon einmal als junges Mädchen bei einem Psychotherapeuten war. Sie nahm das als ein Zeichen dafür, dass ich schon von jeher unter einer Angstneurose mit Berührungsängsten leide, und weiß der Teufel was. Das stimmt alles nicht, aber ich kann nicht

> wieder zu ihr hin. Ich kann mich auch nicht dagegen wehren. Und so bekomme ich halt keine Behinderung anerkannt, obwohl ich es nicht einsehe.
> Aber ich weiß nicht, ob Sie sich vorstellen können, was ich da durchgemacht habe. Ich wollte diese Behandlung. Ich hatte ja Angst vor der Krankheit. Ich wollte nicht, dass sie wiederkommt, und setzte alle Hoffnung auf die Chemotherapie. Gleichzeitig bereitet die Therapie mir solche Schmerzen, dass ich fast wahnsinnig werde. Und immer dachte ich: nie wieder! Keine Infusionen mehr! Und dann dachte ich: doch, das musst du, das ist wichtig, sonst wird es gefährlich. Gott sei Dank haben die im Krankenhaus das verstanden. Vielleicht nicht ganz verstanden. Aber zumindest haben sie es berücksichtigt und haben mich nicht geschimpft für mein verrücktes Verhalten, für meine Wut, für meine Empfindlichkeit, für meine Zwiespältigkeit.«

Die Patientin schilderte ihr Leiden und ihren Zwiespalt auf so eindrucksvolle Weise, dass es keine Schwierigkeiten bereitete, alles nachzuvollziehen, eher war es schwierig, sich nicht von diesem Entsetzen anstecken zu lassen. Auf besonders drastische Weise hatte sie etwas erlebt, was viele in ihrer Situation durchmachen müssen, glücklicherweise nicht in dieser extremen Form. Es war dieser krasse Zwiespalt, den die Patientin deutlich erlebte und ihn auch sehr prägnant schildern konnte. Der Volksmund sagt: Die Therapie darf nicht schlimmer sein als die Krankheit.

Das ist sicher richtig, aber gerade bei der Krebserkrankung ist das der Fall. Ein kleiner Knoten in der Brust, der stört noch nicht, ein Pickel, der nicht heilen will, ein Leberfleck, der größer wird, das tut nicht weh, das beeinträchtigt einen nicht, das schwächt nicht. Dann kommt die Diagnose, dann die Operation. Man muss die Chemotherapie ertragen und manchmal auch Bestrahlungen. Manche erleben einen wahren Horror, und das alles, um eine Krankheit zu behandeln, die man nicht gespürt hat, die nicht wehtat, die einem nichts ausmachte. Das Gefühl ist in einer solchen Situation völlig überfordert, sträubt sich dagegen, reagiert mit Abwehr, Angst und Schmerz.

Nur der Verstand bestätigt einen darin, durchzuhalten. Nur der Verstand veranlasst einen Menschen, all das auf sich zu nehmen. Wenn es dann aber in eine Folter ausartet, dann wird es extrem schwer, seinem Verstand zu gehorchen. Die Patientin schilderte es geradezu stellvertretend für alle, die in eine solche Situation kommen. Diesen Widerspruch so klar zu sehen gelang ihr vielleicht auch deshalb so gut, weil er so drastisch und mit Händen zu greifen war, dass ihr keine andere Wahl blieb, als sich damit auseinanderzusetzen. Andere Patienten spüren dies nicht so krass, können den Widerspruch deshalb leichter verdrängen und haben es damit womöglich auch leichter. Allerdings bleibt der Widerspruch dennoch wirksam und verführt die Patienten zuweilen, notwendige Untersuchungen auszulassen, Medikamenteneinnahmen zu vergessen oder die ganze Krankheit zu bagatellisieren und davon auszugehen, dass sie wieder gesund sind. Das ist auch durchaus möglich und ich möchte auch eine solche Haltung nicht kritisieren, aber es ist riskant. Die Vorsicht ist durchaus gerechtfertigt, die Nachsorge hat ihren Sinn.

Die Reha

Eine der wesentlichen Hilfsmöglichkeiten ist die Rehaklinik. Ein paar Beispiele dafür, wie ein Aufenthalt in einer solchen Klinik einem helfen kann, möchte ich in den folgenden Gesprächen schildern.

M. V., eine Frau von Mitte vierzig, mittelgroß, kompakt, sehr lebendig in ihrem Ausdruck, sowohl mimisch, gestisch als auch sprachlich, freut sich, dass ihre Haare wieder nachgewachsen sind, und richtet sich darauf ein, nun eine Kur, eine Anschlussheilbehandlung anzutreten. Sie verspricht sich nicht sehr viel davon und schildert ihre Bedenken.

> »Wissen Sie, jetzt haben sie mir eine Brust abgenommen und ich kann mich noch gar nicht im Spiegel anschauen, traue mich noch nicht ins Freibad oder in die Halle zu gehen, obwohl ich leidenschaftlich gerne schwimme. Und dieser BH mit der Prothese, na ja, ein gutgemeinter Versuch, aber jeder Mensch sieht doch, dass da etwas nicht stimmt. Und dann laufe ich als verkrüppelte Frau rum. Das tue ich mir nicht an. Und jetzt lese ich im Prospekt der Klinik: Schwimmen und Sport, gemeinsame Gymnastik usw., das gehört alles dazu. Da sind doch Frauen und Männer gemischt in diesen Gruppen. Also, ich kann mir das nicht vorstellen.«

Nun zeigt allerdings die Erfahrung, dass gerade dieses gemeinsame Tun sehr hilfreich ist, weil es von der Selbstbetrachtung ablenken kann. Im Vordergrund stehen aber jetzt die Bedenken, die weit über den körperlichen »Makel« hinausreichen.

> »Ich gehöre doch einfach nicht mehr dazu. Bei der Betriebsweihnacht muss es sehr lustig gewesen sein. Aber ich war nicht dabei. Eine Kollegin hat mir gesagt, ich sollte doch einfach kommen. Aber ich war nicht eingeladen, deshalb gehe ich davon aus, dass man mich nicht dabei haben wollte. Und was soll ich dann dort? Ich störe doch nur oder mache den anderen Angst. Außerdem will ich die vielen Fragen nicht beantworten, wie es mir geht oder wann ich wiederkomme, und die Glückwünsche, dass ich jetzt die Behandlung hinter mir habe und doch jetzt bald wieder gesund bin.«

Alles, was ihr nun zu einer solchen Kur einfällt, aber auch zu der Beziehung zu ihren Kolleginnen, zu ihrer Nachbarschaft sowie ihrem Bekanntenkreis spricht eine deutliche Sprache und macht die Angst deutlich, nicht mehr dazuzugehören. Natürlich spielt auch ihre Schwäche dabei eine Rolle, die ausgeprägte Müdigkeit.

> »Wissen Sie, ich bin ja schon froh, wenn ich einmal zwei Stunden durchhalte, um etwas im Haushalt zu erledigen, einkaufen zu gehen usw. Dann bin ich wieder so müde, muss mich hinlegen und mache dann einfach nichts mehr. Es ist nicht so eine Erschöpfung wie nach einer großen Anstrengung, nein, es ist so, dass ich keine Kraft mehr habe, leer bin, ausgebrannt oder entkernt – ja, entkernt eigentlich.«

Die Schilderung ihrer Empfindlichkeiten wird immer flüssiger, das Gefühl, nicht mehr dazugehören zu können, weitet sich zum Gefühl der Verlassenheit und endet schließlich in einer düsteren und umfassenden Wertlosigkeit. Nicht nur im Sinne mangelnder körperlicher Attraktivität, sondern auch als Folge dessen, dass sie nicht mehr so leistungsfähig ist wie früher, nicht mehr so unternehmungslustig und weil sie das Leben der anderen nicht mehr teilen kann oder auch nicht mehr teilen mag.

> »Wissen Sie, die fragen zwar immer, aber eigentlich wollen sie keine Antworten hören, und dann erzählen sie mir, was sie alles machen, wie gut es ihnen geht. Das deprimiert mich unendlich.«

Schließlich deutet sich aber doch eine kleine Stimmungsänderung an, dergestalt, dass sie sich vorstellen kann, in der Reha auch Menschen mit dem gleichen Schicksal zu finden und bei ihnen vielleicht ein wenig Solidarität zu erfahren, sich zumindest aber gute Ratschläge einholen zu können.

Vier Wochen später berichtet sie. Die Haare sind wieder etwas länger geworden, was sie sehr stolz vermerkt, die Gesichtsfarbe ist frischer, insgesamt wirkt sie wieder stabiler. Sie legt mir eine Zeichnung auf den Tisch.

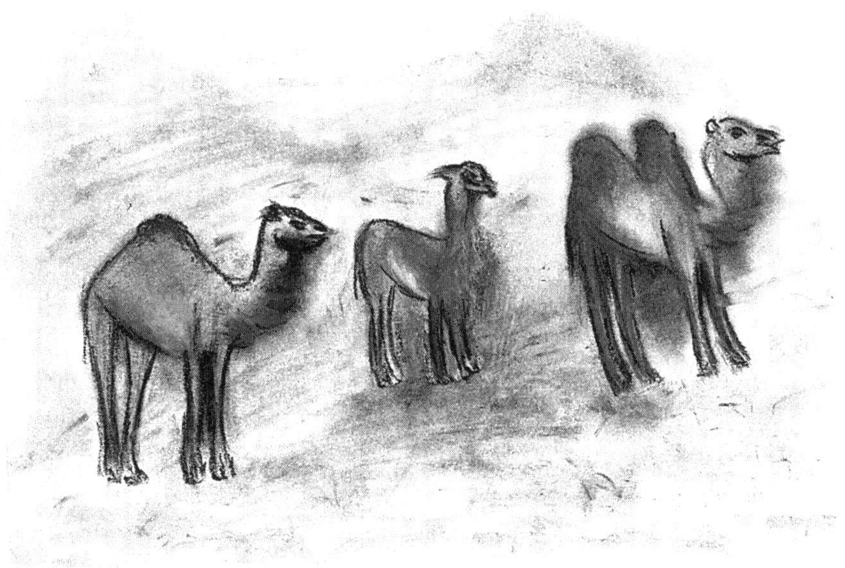

»Schauen Sie mal!« Sie ist sehr stolz auf das Bild, das sie in der Maltherapie angefertigt hat und sie stellt mir ihre Tanzgruppe vor. Das Bild zeigt drei von acht Wesen, die ich mir nun genauer anschauen muss, es sind Kamele und Dromedare.
»Raten Sie mal, wo ich bin.«
Ich schaue es mir an: »Woran kann ich Sie erkennen?«
»Schauen Sie doch genauer hin. Es sind zwei Gruppen, ich gehöre zu der einen. Und dann schätzen Sie mal von der Größe her, wo ich sein könnte. Es sind Dromedare und Kamele.«
»Ja, dass es zwei Gruppen sind, sehe ich.«
Sie lacht und meint: »Einhöckrig und zweihöckrig! Und wo gehöre ich dazu? Ich weiß, es ist albern. Aber Sie glauben nicht, wie mich das befreit hat. Ich gehöre natürlich zu den einhöckrigen, also zu den Dromedaren, so wie die anderen drei. Die anderen vier sind brusterhaltend operiert, wir vier sind amputiert.«
Ich staune über diese Unterscheidung, suche und kann sie finden. Sie freut sich, dass ich sie erkannt habe und erzählt.
»Es hat angefangen mit dem Tanzen. Es war ein Zufall, dass sich unsere Gruppe von acht Frauen gerade so gleichmäßig aufteilte. Vier brusterhaltend, vier amputierend operierte Frauen. Wir verstanden uns sofort gut, erzählten uns gegenseitig unsere Erfahrungen. Es waren sehr gemischte Erfahrungen, nicht alle so negativ wie bei mir. Die anderen kannten zwar auch die Gefühle, die mich so bedrängten, aber sie waren schon etwas weiter damit. Wir hatten viel Spaß miteinander, tanzten, sangen und dann gingen wir auch gemeinsam in die Maltherapie. Das war einfach schön. Wir haben alles Mögliche gemalt und auf einmal wollte ich unsere Gruppe malen. Und das ist dabei rausgekommen.«

Ich wusste nicht so recht, was ich damit anfangen sollte, spürte aber deutlich, wie sich die Atmosphäre im Gespräch geändert hatte verglichen mit der Zeit vor der Kur. Sie konnte erzählen, ohne mit der Stimmung einzuknicken und ohne so blass zu werden. Sie konnte ihre Gefühle schildern, ohne dass wieder diese grenzenlose Verlassenheit ihre Stimme und ihr Gesicht verdunkelte.

»Wissen Sie, dieses Bild bedeutet mir ganz, ganz viel. Jede dieser Frauen auf dem Bild hat mir geholfen, nicht nur mit Ratschlägen, die oft gar keine große Rolle spielten, sondern einfach, dass sie das gleiche Schicksal hatten, dass sie ohne weitere Fragen verstanden, was ich sagte. Und was ich früher noch nie erlebt hatte: Im Kreis dieser Frauen war ich wieder eine Frau! Ich fühlte mich wieder als vollwertige Frau, ganz unabhängig davon, ob ein Mann dabei war, der mich anschaute. Und ich merkte, wie wichtig es ist, dass ich mich als Frau unter Frauen fühle. Dass ich mich nicht nur mit den Augen eines Mannes sehe, sondern mit den Augen einer Frau, die nicht mit mir konkurriert, nicht dem Chef schöne Augen macht, einfach so, als Zugehörige, als Teil dieser Gruppe von Frauen. Dann bin ich wieder eine Frau, eine komplette Frau. Egal ob mit einem oder mit zwei Höckern.«

Dieses Beispiel mag vielleicht merkwürdig erscheinen, vielleicht etwas schlicht, so, wie Kinder miteinander spielen, wie Kinder sich zu einer Gruppe zugehörig fühlen, im Kindergarten, in der Schule oder auf dem Fußballplatz. Aber auch, wie einsam sich ein Kind fühlt, wenn die Mannschaften gewählt werden und es übrig bleibt, weil keiner es dabei haben will. Diese Gefühle kennen wir als Erwachsene auch.

Was die Patientin erlebte, ist keineswegs eine Ausnahme, sondern ist so häufig, dass man es fast als Regel betrachten kann. Sie hat es in eine bildhafte Form gebracht. Das Besondere dabei ist, dass sie die Zugehörigkeit nun in sich selbst erlebte und nicht nur gespiegelt bekam. Dass sie sich als Frau erlebte, nicht in den Augen eines Mannes, sondern sich in ihrem eigenen Körper wieder als Frau definierte. Es ist ein sehr komplexer Vorgang, das Bewältigen einer schweren Kränkung, das Wiederfinden des Selbstbildes, der Selbstwertschätzung und der Bereitschaft, auch die Wertschätzung durch andere wieder wahrzunehmen.

14 Behandlungsfolgen

Der Kapitän

Er hätte einen guten Kapitän abgegeben, der Mann, der mein Sprechzimmer betrat. Er war nicht groß, war muskulös, hatte ein markantes Gesicht, weiße Haare und einen sorgfältig gestutzten Kapitänsbart. Er war achtundfünfzig Jahre alt, freundlich aber bestimmt – offensichtlich daran gewöhnt, sich klar auszudrücken und gleich zur Sache zu kommen.

> »Doktor, Sie müssen mir helfen. Vor zwei Jahren wurde ich an der Prostata operiert, von einem Könner. Die Operation verlief bestens, die Heilung auch, aber alles, was danach kam, war eine einzige Katastrophe. Ich bin impotent, meine Freundin ist mir davongelaufen, aber nicht deshalb, sondern weil ich das Wasser nicht halten kann. Kein bisschen. Es läuft ständig, ich brauche Pampers. Man riecht es. Und wenn die anderen auch behaupten, sie riechen es nicht, ich rieche es und werde noch wahnsinnig damit. Ich kann nirgends mehr hin, fühle mich wie ein kleiner Pisser, langsam werde ich das auch vor lauter Angst.
> Nein, der Krebs macht mir keine Angst, die Frage, wie es weitergehen soll, macht mir Angst. Ich war Betriebsleiter in einer Maschinenfabrik, zwanzig Jahre lang. Da musste ich meinen Mann stehen und habe mir wohl keine Freunde geschaffen. Vielleicht haben sie mir deshalb so schnell die Kündigung geschickt, als ich krank wurde. Na jedenfalls, die Krankheit macht mir keine Angst, aber diese Inkontinenz macht mich fertig. Egal ob lateinisch oder deutsch, die Pisse ist mein Untergang. Und die Pampers schützen mich auch nicht vor dem Wundwerden, ich kann ja fast nicht mehr sitzen, gehen oder stehen. Ich muss auf dem Bauch liegen, wenn ich mal ohne Schmerzen sein will. Natürlich haben wir schon alles versucht, Beckenbodengymnastik und autogenes Training, alle möglichen Entspannungstechniken, die nur dazu führen, dass es gleichmäßiger rinnt, aber dicht werde ich nicht mehr.
> Einen Katheter durch die Bauchwand hatte ich auch schon, der musste raus, weil er sich ständig entzündet hat. Meine Güte, andere machen das mit links, mir haben sie auch immer gesagt, das wird wieder, aber es wird nicht und ich kann mich nirgends mehr blicken lassen, kann nur noch zu Haus sitzen und alle halbe Stunde die Pampers wechseln. Neulich erzählte mir ein ehemaliger Kollege, ein Segelflieger, dass er Pampers toll findet. Bei langen Flügen trägt er auch immer welche, hat schon Rekorde damit geflogen. Ich hätte ihn fast erwürgt mit seiner Geschichte.«

Wie er sein Leiden schilderte, die Wucht, mit der er seine Wut und Enttäuschung in den Raum schleuderte – er hätte gut auf die Kommandobrücke einer Viermastbark gepasst. Die Diskrepanz war erschütternd. Ich konnte mir vorstellen, wie er als Betriebsleiter das Regiment führte, zwanzig Jahre lang, mit Erfolg, es konnte nicht schlecht gewesen sein. Und jetzt das. Voller Hoffnung war er zur Operation gegangen, natürlich aufgeklärt über die Risiken, aber dass es gerade ihn so traf!

Jetzt ist er arbeitslos, lebt von Arbeitslosenunterstützung, bekommt alle möglichen Stellen vorgeschlagen und geht innerlich bebend zu den Vorstellungsgesprächen, die nicht zu lange dauern dürfen, weil er sonst seine Windeln wechseln muss. Die Beschämung, der Verlust seiner Stärke, seiner Potenz und seines männlichen Auftretens, all das muss schrecklich für ihn gewesen sein. Die Anerkennung einer Behinderung blieb ihm bisher versagt, denn körperlich sei das ja alles nicht so schlimm und bei seiner Qualifikation finde er sicher eine Arbeit, die er mit Pampers ausüben kann.

> »Ich weiß noch gar nicht, was für mich schlimmer ist: Das Problem, wieder eine Arbeit zu finden, oder dass ich mich selbst nicht mehr aushalte, mich nicht mehr riechen kann, diese Windeln hasse und am liebsten gar nichts mehr trinken würde. Das habe ich auch schon versucht, aber dann bekomme ich erst Kopfschmerzen, dann Herzrasen und dann wird mir übel, es ist also auch keine Lösung. Ich will auch keine Behandlung mehr. Schon im Wartezimmer überwältigt mich die Peinlichkeit, alle riechen meine Windeln. Also, ich zumindest rieche sie, und das reicht. Und dann immer diese komischen Fragen: Was denn so schlimm daran sei, schließlich hatte ich doch Krebs und muss dankbar sein, dass ich noch lebe. Aber was ist das für ein Leben? Ich halte es nicht mehr aus.«

Nach ein paar Einzelgesprächen nimmt er an einer Gruppentherapie teil. Die anderen Patienten leiden unter Ängsten, Depressionen, allen möglichen vegetativen Symptomen und erscheinen dem »Kapitän« erst einmal als »Weicheier«. Er versteht aber rasch die Not, die es bedeutet, wenn man vor lauter Angst sein Leben nicht mehr selbst gestalten kann, versteht die Depressionen und bekommt langsam das Gefühl, dass er mit seiner Enttäuschung doch noch ganz gesund reagiert.

Mit seinem klaren Verstand und sehr pragmatischen Überlegungen, vor allem aber mit seinen sortierenden und klärenden Fragen kann er seinen Mitpatienten wertvolle Hilfe leisten und ist erstaunt über die Wertschätzung, die er in der Gruppe erfährt. Seine Windeln vergisst er dabei, bleibt über die gesamte Zeit von neunzig Minuten in der Gruppe und macht die Erfahrung, dass man es doch gut mit ihm aushalten kann. Nach einigen Wochen festigt er sich, er wagt sich wieder in Gesellschaft. Er findet zwar keine Arbeit, aber er sucht sich einen Anwalt, mit dem er im Laufe des nächsten Jahres auch seinen Behindertenstatus erstreitet und schließlich auch seine Rente bekommt. Er hat verstanden, dass es nicht mehr werden kann wie vorher, aber er sieht, dass er auch dieses veränderte Leben noch auf seine Weise gestalten kann.

»Was bin ich denn noch wert?«

Bei genauerem Hinhören oder besser noch Hinfühlen müsste man die Frage eigentlich anders stellen: *Wem* bin ich noch etwas wert?

So würde die Frage das eigentliche Problem wahrscheinlich besser beschreiben.

Was kränkt, macht krank. Dies ist schon fast ein Allgemeinplatz, denn nicht nur in der Psychosomatik, auch in anderen medizinischen Fächern und weitgehend in der Öffentlichkeit, hat sich diese Erkenntnis schon durchgesetzt. Bei der Suche nach Erklärungen für eine plötzliche Erkrankung stößt man so oft auf besonders kränkende Erlebnisse in der Vorgeschichte, dass ein Zusammenhang naheliegend erscheint.

Dass aber auch umgekehrt ein Zusammenhang besteht, findet nur wenig Beachtung. Die Tatsache, dass Krankheit auch eine tief gehende Kränkung bedeutet, eröffnet ein weites Feld, sodass hier nur ein paar kurze Hinweise auf die vielfältigen Zusammenhänge gegeben werden können.

Bei jeder schweren Krankheit wird das Bild, das ein Mensch von sich selbst hat, ganz erheblich beschädigt. Die Wertschätzung, die er sich selbst gegenüber empfindet, wird angegriffen und das Gefühl der Gleichwertigkeit mit anderen Menschen geht oft schnell verloren, ebenso das Gefühl der Zugehörigkeit zur Berufsgruppe, zum Verein usw. Ganz rasch verliert man auch den Kontakt zu den Freunden und den gemeinsamen Hobbys, die man nun womöglich nicht mehr ausüben kann.

Lange schon, bevor wir logisch denken oder unsere Gedanken in Worte fassen können, erleben wir den Körper, seine Gestalt und sein Funktionieren als eine Selbstverständlichkeit, die wir im normalen Leben niemals in Frage stellen, weil es einfach von Anfang an zu uns gehört. So wundern wir uns auch als Erwachsene nicht mehr darüber, dass unsere Füße uns tragen, dass unsere Hände tun, was wir wollen. Werden diese selbstverständlichen Funktionen aber durch eine Krankheit eingeschränkt, sind wir in unseren Fähigkeiten erheblich beeinträchtigt. Wir reagieren dann häufig mit einem Gefühl der Leere, des Verlustes an Wert und an Sinn, fühlen uns wie »altes Eisen« oder wie »Falschgeld.« So wird es häufig beschrieben. Manchmal kommen diese Gefühle schleichend, oft aber auch überfallsartig, plötzlich, mit großer Intensität. Man fällt aus dem bisherigen Rahmen, das Netz der familiären, freundschaftlichen und beruflichen Beziehungen wird immer weitmaschiger und bietet keinen Halt mehr.

Diese verletzende Wirkung wird bei einer Krebserkrankung noch wesentlich dadurch verstärkt, dass man sich als Träger eines »bösartigen« Tumors erlebt, dessen Destruktivität als das Schlimmste betrachtet wird, was es überhaupt geben kann. Dieses Problem berührt einen so persönlich, dass die wenigsten mit anderen darüber sprechen können. Darüber zu reden würde schon zu viel Selbstbewusstsein erfordern. So wird das Problem von der Umgebung meist auch nicht bemerkt. Deshalb taucht das Thema in den Gesprächen auch nur selten spontan auf. Es deutet sich zuweilen an, wenn die Patienten beklagen, dass sie nicht mehr so »funktionieren« wie bisher und deshalb befürchten, unwichtig und überflüssig zu sein oder zu werden.

Dieses Gefühl führte Frau M. P. in die psychoonkologische Behandlung. Sie wirkte lebhaft, interessiert und intensiv suchend, als hätte sie ihre Orientierung verloren.

> Von einer Chemotherapie geschwächt und durch eine Brustamputation für ihr Empfinden völlig entstellt, glaubte sie, zu nichts mehr zu taugen. Traute sich nichts mehr zu in ihrem Beruf als kaufmännische Angestellte, war zu schwach, ihren Haushalt wie früher zu meistern und fühlte sich als Frau und Geliebte sowieso völlig indiskutabel. Ihr Mann wusste nicht, wie er mit ihr umgehen sollte, und vermied deshalb vorsichtshalber jede Berührung oder gar erotische Annäherung. Beide wagten es nicht, darüber zu sprechen. So konnten sich ihre Ängste und Fantasien ungebremst entwickeln. Allmählich fühlte sie sich wie ein wertloses Monster, überflüssig, zu nichts mehr zu gebrauchen.

Dieses Gefühl der Wertlosigkeit höhlte sie innerlich aus, machte sie mutlos, raubte ihr die frühere Kraft, mit der sie ihr Leben bisher gestaltet hatte. Welche gewichtige Rolle die Leistungsfähigkeit in ihrem Leben spielte, wurde in allen Bereichen deutlich und prägte jedes Gespräch. Darauf hingewiesen wirkte sie erstaunt und fragte etwas irritiert, was sie denn sonst zu bieten hätte, wenn nicht das, was sie im Beruf leiste und was sie für ihren Mann und die Familie tue.

Um dieser Frage nachzugehen, benutzten wir eine etwas abgewandelte Liste aus der Traumatherapie (Abb. 4). Hier geht es darum, sich besonders beglückende Erlebnisse zu vergegenwärtigen und genauer zu betrachten.

> Sie listete eine Reihe von besonderen Höhepunkten in ihrem Leben auf, konnte sich auch vorstellen, dass ihr diese nicht in den Schoß gefallen waren, sondern gewisse Fähigkeiten voraussetzten, die sie auch nach einigem Überlegen benennen konnte. Die Frage nach ihren Eigenschaften, die dabei deutlich wurden, machte sie jedoch ratlos, sodass sie die entsprechende Spalte unausgefüllt ließ. Im folgenden langen Gespräch wurde deutlich, dass sie über ihre persönlichen Eigenschaften nichts wusste, ja, schlimmer noch, nichts wissen durfte.
> »Wenn überhaupt, dann könnten das nur die anderen sagen. Eigenlob stinkt!« Ich freute mich über ihren freudschen Versprecher, denn sie sagte im Original: **»Eigenlob stimmt!«** Ich griff es aber nicht auf, es klang ja auch so ähnlich, dass sie es nicht selbst merkte. Mit dieser Bemerkung machte sie deutlich, dass sie in einer Atmosphäre aufgewachsen war, die Selbstwertschätzung und Selbstbewusstsein als Sünde, zumindest als Untugend betrachtet: »Dummheit und Stolz sind vom gleichen Holz.«

Persönliche Höhepunkte, die mich besonders glücklich oder stolz machten				
Name: ____________			Datum: ________	
persönlicher Höhepunkt:	mein Alter:	Bewertung auf einer Skala von 1 bis 10:	eigene Fähigkeiten, die dazu beitrugen:	eigene gute Eigenschaften, die sich hierbei offenbaren:

Abb. 4 Übung zur Selbstwahrnehmung (verändert nach Besser 2004).

Es war berührend zu erleben, wie diese tüchtige und bescheidene Frau nur ihre Leistungen kannte und bewertete, der Frage nach ihren guten Eigenschaften aber hilflos und beschämt gegenüberstand. Diese gehörten nicht zu dem Bild, das sie von sich selbst hatte, sie konnte sich nur durch ihre Leistungsfähigkeit definieren.

So blieb dieser Bogen unvollständig, sie nahm ihn mit nach Hause, um darüber nachzudenken. Beim nächsten Gespräch legte sie ihn lächelnd auf den Tisch, die Spalte mit den Eigenschaften war ausgefüllt.

»Ich kam mir ziemlich blöd vor, als ich mit diesem Zettel am Küchentisch saß und einfach nicht wusste, was ich schreiben soll. Mein fünfzehnjähriger Sohn kam dazu und meinte lachend, dass ich meinen Bleistift demnächst durchgekaut habe. Er fragte, ob er mir bei den Hausaufgaben helfen könnte. Zuerst genierte ich mich ein bisschen, aber dann ließ ich mir helfen. Er fragte mich ein paar Sachen, murmelte vor sich hin, und bevor ich es verstand, hatte er den Bogen schon ausgefüllt. Beim Lesen konnte ich es nicht fassen, wie rasch er all den Situationen Eigenschaften von mir zugeordnet hatte, an die ich im Traume nicht gedacht, ja, die ich nie an mir gesehen hätte.«
Sie erzählte nun von den einzelnen Erlebnissen, mit besonderer Begeisterung vom letzten »Highlight«, einer Ballonfahrt mit der ganzen Familie, die sie gegen den anfänglichen Widerstand des Ehemannes organisiert hatte. Sie lachte, als sie auf die Eigenschaften zeigte, die ihr Sohn ihr zugeschrieben hatte. Es war offensichtlich, wie sie sich freute, dass er sie als neugierig, ansteckend unternehmungslustig, überzeugend, klug und geschickt betrachtete, und war überrascht, dass sie über so viele gute Eigenschaften und eine Menge sozialer Geschicklichkeiten verfügte.

Die folgenden Gespräche verliefen in gelöster Atmosphäre, in der sie offensichtlich wieder etwas von ihrer alten Unbefangenheit zurückgewonnen hatte, sodass auch ihr Temperament wieder zum Vorschein kam.

> Nach zehn Gesprächen verabschiedete sie sich und meinte, sie wollte eigentlich keine großen Worte machen, aber sie sei jetzt davon überzeugt, dass der Krebs vielleicht ihre Fähigkeiten beeinträchtigen oder gar zerstören könnte, nicht aber sie selbst.

Schöner hätte sie das Ergebnis ihrer Therapie nicht schildern können. Was für ein Unterschied zu der Frau, die ein paar Wochen vorher gekommen war und nun entdeckt hatte, dass sie in ihren Eigenschaften gesehen und geliebt wird, nicht in ihrer Tüchtigkeit.

»Wo sind meine Freunde geblieben?« Zaungespräche ...

Frau A. U. lebt mittlerweile schon fast zehn Jahre mit ihrer Krebserkrankung, hat sich gut auf die Medikamente eingestellt und führt ihr Leben so, wie es die Krankheit und die Nebenwirkungen der Behandlung zulassen. Sie geht gerne mit ihrem Hund spazieren, besucht Freunde und genießt es auch, an den Veranstaltungen in ihrem Ort teilzunehmen. Dennoch hat sie das Gefühl, nicht mehr wirklich dazuzugehören. Das Bild von der Vertreibung aus dem Paradies ist ihr sehr nahe.

Sie hat das Gefühl, durch die Krankheit aus dem Paradies der Unbefangenheit und der Unsterblichkeit geworfen worden zu sein. Jahrelang hat sie versucht, durch eine Lücke im Zaun wieder zurückzukommen, bis sie merkte, dass auch das Leben auf dem Acker lohnend sein kann, dass man auch hier interessante Menschen trifft und Freunde finden kann. Dafür hat sie viele frühere Freunde und Bekannte verloren oder kann sich nur noch in Grenzen mit ihnen verständigen. In ihrer bildhaften Sprache schildert sie diese Kontakte als Gespräche über den Zaun, über den Zaun, der sie, nun, da sie auf dem Acker lebt, von den Bewohnern des Paradieses trennt, die von der Realität des Todes und der Begrenztheit unseres Lebens noch nichts wissen.

Sie hat nun Erfahrung damit und weiß, dass sie viele der gestellten Fragen nicht ehrlich beantworten darf, da ihr Gegenüber sonst erschrickt, es nicht hören möchte, es bagatellisiert oder auf alle Fälle irgendwie von sich weist. Beantwortet sie solche rhetorischen Fragen, sind die Reaktionen eher kränkend und wirken wie eine Zurückweisung. Sie vermeidet es deshalb darüber zu sprechen, beschränkt sich auf »Small Talks« und geht manchmal etwas enttäuscht und traurig nach Hause.

Allerdings sind diese Zäune sehr unterschiedlich. Manchmal macht es ihr Spaß, einfach entspannt und locker nur über Alltagsdinge zu sprechen, wenn beide Gesprächspartner wissen, dass sie die heiklen Themen nicht berühren. Ganz gegensätzlich aber erlebt sie jene Gespräche von ausgesuchter Freundlichkeit, mit Fragen, die sie als Heuchelei erlebt, und mit ausweichenden Reaktionen, wenn sie ehrlich antwortet. Das sind Gespräche über den Stacheldraht, die sie sich nicht mehr antun möchte.

> »Muss ich unbedingt leidend aussehen, blass, hohlwangig, vielleicht auch noch die Haare verlieren, damit man akzeptiert, dass ich Krebs habe? Ich bin ja schon vorsichtig und sage, dass ich eine genetische Krebserkrankung habe, keine zelluläre. Ich erkläre, dass ich deshalb auch eine Target-Therapie mache, eine gezielte Therapie. Deshalb verliere ich nicht die Haare und habe andere Nebenwirkungen als bei einer üblichen Chemotherapie. Aber es ist ein übles Gefühl, wenn ich mich dafür entschuldige, dass ich so gesund aussehe, dass ich bei Kräften bin und Sport treiben kann. Und wenn ich einmal in Gesellschaft nach meiner beruflichen Tätigkeit gefragt werde, dann sage ich, dass ich nicht arbeite, sondern zu Hause bin. Meistens werde ich dann gefragt, ob ich Kinder habe. Ja, sage ich dann, eine Tochter. Ach ja, und um die kümmern Sie sich? Nein, sage ich, ich kümmere mich nicht um sie. Sie ist schon erwachsen und hat ihre eigene Wohnung. Dann ernte ich erstaunte Blicke und dann wird es mir zu blöd, wenn man mich auch noch fragt, was ich dann zu Hause mache. Manchmal antworte ich dann ganz freundlich, dass ich meinen Krebs pflege. Dann ist das Gespräch zu Ende und ich ärgere mich, dass ich überhaupt dorthin gegangen bin. Die Menschen nehmen es mir übel, dass ich mich als sterblich oute. Alle leben so unsterblich.
> Es hat sich viel geändert in meinem Freundes- und Bekanntenkreis. Ich habe etwa die Hälfte aller meiner Freunde verloren. Zum Teil habe ich selbst den Kontakt beendet, zum Teil haben sich die anderen zurückgezogen. Ich weiß aber aus der Selbsthilfegruppe, dass es fast allen so geht. Dafür habe ich neue Freunde gefunden. Besonders gerne treffe ich mich mit einer älteren Frau, die ich über das Stricken kennengelernt habe. In den Wartezeiten vor den Untersuchungen, aber auch wenn es mir schlecht ging und ich mich nicht aus dem Haus traute, habe ich wieder angefangen zu Stricken und dabei von einer Frau erfahren, die auch gerne strickt. Sie hat mir eine Menge beigebracht. Manchmal stricken wir fast um die Wette, haben sogar schon mal eine Modenschau gemacht.
> Sie weiß von meiner Krankheit, aber sie fragt nicht. Aber ich weiß, wenn es mir schlecht ginge, könnte ich zu ihr kommen, könnte erzählen, wenn ich wollte, müsste aber nicht. Solche Menschen sind selten. Mit meinen alten Bekannten ist das kaum noch möglich. Es ist schade und es ist traurig. Ich weiß nicht, wie ich es ändern könnte, aber ich werde es nicht ändern, wenn ich mich verbiegen muss. Ich will mich nicht verstecken mit meiner Krankheit, ich will sie aber auch nicht vor mir her tragen. Ich möchte einfach behandelt werden wie jeder andere auch. Aber das scheint nicht möglich zu sein.
> So unternehme ich viel alleine oder mit meinem Mann. Aber es ist doch manchmal einsam. Mich ruft kaum noch jemand an, für manche bin ich wohl schon gestorben oder halb tot. Besonders geärgert hat mich das bei der Bank. Schon meine Eltern waren dort Kunden, ich bin es auch, seit ich mein erstes eigenes Geld hatte. Jetzt haben wir uns einen alten Wunsch erfüllt und ein Boot gekauft. Dazu wollte ich

einen Kredit und stellte dabei fest, dass auf einer kleinen Eigentumswohnung, die ich mir vor Jahren gekauft hatte, noch eine alte Grundschuld lag. Ich dachte, ich könnte das telefonisch erledigen, da sie schon längst abbezahlt ist. Aber weit gefehlt. Die Sachbearbeiterin erklärte sich als nicht zuständig, ihr Chef meinte, das ginge nicht telefonisch und meine Briefe blieben unbeantwortet.
Dann erzählte mir mein Mann, dass die Bank sich bei ihm nach meinem Gesundheitszustand erkundigte und wissen wollte, warum ich ein Boot bräuchte. Natürlich hat er nicht geantwortet, sondern ihnen gesagt, sie sollten das gefälligst mit mir selbst klären. Das taten sie aber nicht. Erst mithilfe meines Rechtsanwaltes konnte ich durchsetzen, dass sie die Grundschuld freigaben, was sie schon vor Jahren hätten tun können.
Das sind manchmal furchtbar ärgerliche Situationen, aber es ändert nichts daran, dass ich sehr dankbar bin dafür, dass ich noch lebe, dass ich viel Rückhalt in meiner Familie und bei meinen übrig gebliebenen Freunden habe, für die ich nicht das ständige Mahnmal menschlicher Sterblichkeit bin. Die anderen beunruhige ich wahrscheinlich so sehr, dass sie echte Probleme mit mir haben.«

15 Fatigue oder die unendliche Müdigkeit

Erhard Schneider

»Ich dachte, irgendwann bekomme ich meine Energie wieder zurück – und nun könnte ich mich nach jeder kleinsten Anstrengung wieder hinlegen. Ich bin einfach zu kaputt, um mich den ganzen Tag auf den Beinen zu halten. Wie soll ich denn so wieder an meinen Arbeitsplatz zurückkehren? Ich werde nicht mehr mithalten können, ich habe das Gefühl, das ist nicht mehr zu schaffen. Und dann schlafe ich nachts auch nicht mehr gut, ich grüble darüber nach, wie es weitergeht. Allmählich packt mich die Panik. Das geht jetzt schon seit dem 2. Chemotherapiezyklus so – und es war nur während der Reha ein bisschen besser. Seitdem ich aber von dort wieder zurück bin und der Hausarzt zu mir meinte, so allmählich könnte ich ja wieder über eine Rückkehr an den Arbeitsplatz nachdenken, geht's mir ganz schlecht. Ich schaff' ja nicht mal den normalen Haushalt, weil ich mich zu allem überwinden muss. Neulich habe ich der Bitte meines Mannes nachgegeben und bin gegen mein inneres Empfinden auf die Geburtstagsfeier eines unserer besten Freunde mitgegangen. Dort war's für mich nach zwei Stunden vorbei, ich habe nur rumgesessen und hab' versucht, mir nichts anmerken zu lassen. Am liebsten wäre ich sofort ins Bett gegangen, aber das ging ja nicht. Am nächsten Tag war ich zu gar nichts mehr fähig, mir war richtig übel. Ich habe den ganzen Tag gelegen, erst am Tag darauf ging es mir wieder besser, d. h. so wie sonst. Ich versteh' das alles nicht, bin unglücklich darüber und werde immer verzweifelter.«

So oder ähnlich erleben Betroffene die chronische Müdigkeit – mit wissenschaftlichem Namen als »tumorassoziierte Fatigue« (Heim u. Weis 2015) bezeichnet –, eine unerwartete Belastung, oft schon in den ersten Behandlungswochen, manchmal aber erst viel später, die zum lebensbestimmenden Problem werden kann. Dabei ist die Müdigkeit von Fall zu Fall sehr unterschiedlich ausgeprägt, in ihren Auswirkungen und in ihrem Verlauf auch nicht berechenbar. Während für die einen nur eine gewisse Dauerlast spürbar ist »so, als müssten sie den ganzen Tag leicht bergan gehen«, ist es für andere ein Riesenproblem, mit ihrem Alltag zurecht zu kommen, zu kochen, einkaufen zu gehen oder länger als 30 Minuten Auto zu fahren. Der Tagesablauf wird zum Hindernislauf, es sind viele Zwangspausen nötig, um überhaupt über die Runden zu kommen – und wenn pausiert wird, füllen sich die Energiespeicher nur wenig auf, sodass es nie so richtig reicht.

Dasselbe gilt für den Nachtschlaf. Ganz gleich, ob besonders viel (über 9 Stunden), mit vielen Unterbrechungen oder insgesamt zu wenig geschlafen wird – erholsam ist der Schlaf nur noch selten oder gar nicht. Die Folge sind Einschränkungen in den Tagesaktivitäten – also auf rein *körperlicher Ebene* –, weil die Kraft aus unerfindlichen Gründen einfach »ausgeht«. Das führt auch zu Einbußen bei den sozialen Kontakten, denn wer abends um 18 Uhr schon zu erschöpft ist, um an kulturellen oder sportlichen Zusammenkünften teilzunehmen oder auch nur den Kontakt mit Freunden zu pflegen, der steht bald ganz alleine da.

Was erschwerend noch hinzu kommen kann, ist die Erschöpfung auf *geistiger Ebene* – was dazu führt, dass nur mit erkennbaren Mühen, weit unter dem früher gewohnten Niveau, die Gedächtnisleistung, Konzentration und geistige Wendigkeit aufrecht erhalten werden können. Bei vielen Patienten führt dies dazu, dass sie sich nicht mehr als derselbe Mensch wie vor ihrer Krebserkrankung fühlen. Einkaufen ohne Zettel geht gar nicht mehr, aber auch das Lesen von Büchern oder anspruchsvollen Texten wird schwierig. Da ist es kein Wunder, dass Betroffene auf der *seelischen Ebene* mit Niedergeschlagenheit und Verzweiflung reagieren, wenn ihnen klar wird, dass sie den Kampf dagegen nicht gewinnen können. Fachleuten gelang es bisher trotz sorgfältiger Suche nicht, eine Störung der Abläufe im Gehirn nachzuweisen. Dies ist u. a. ein Grund, warum die »tumorassoziierte Fatigue« noch nicht als Diagnose in das psychiatrische Diagnoseinventar aufgenommen, also nicht mit einer Diagnose- und Behandlungschiffre versehen wurde.

Dabei erzählen uns viele Betroffene, was sie alles unternommen haben, um aus der chronischen Erschöpfung herauszukommen. Das können »Kuren« mit Mitteln der komplementären Medizin sein, pflanzliche Mittel, Homöopathie, Eigenbluttherapien, Injektionen mit Immunstimulanzien nach anthroposophischer Rezeptur, asiatische Teemischungen und vieles mehr. Manchmal lässt sich dadurch auch eine kleine Besserung erzielen, ein kleiner Hoffnungsschimmer hervorrufen. Im Falle einer schweren Fatigue reicht dies aber nicht aus, den beruflichen Abstieg oder das soziale »Aus« zu verhindern.

Was also ist zu tun? Die Deutsche Fatigue Gesellschaft, die seit ihrer Gründung im Jahr 1999 angetreten ist, das Phänomen wissenschaftlich besser zu ergründen und an Lösungen zu arbeiten, hat Empfehlungen herausgegeben, die für alle Betroffenen und ihre Angehörigen zumindest Linderung versprechen (Stiftung Deutsche Krebshilfe 2016).

Aus meiner Erfahrung, die ich mit Dutzenden von teils schwer Betroffenen im Rahmen meiner Praxis und einer Spezialsprechstunde der Bayerischen Krebsgesellschaft (Fischer et al. 2016) gemacht habe, kann ich folgende Empfehlungen aussprechen:

- Der **erste Schritt** besteht wie immer darin, Grenzen, die da sind, zu akzeptieren. Das heißt im konkreten Fall, dass der Patient sich nur jene Aktivitäten zumuten sollte, für die Energie vorhanden ist – und damit auch alle Versuche unterbleiben sollten, »mit Gewalt« Grenzen verschieben zu wollen.
- Der **zweite Schritt** ist die genaue Überprüfung, ob körperliche Ursachen, wozu auch die Einnahme von Medikamenten zählt, das Problem herbeiführen oder gar verschärfen. Dazu gehören bei an Krebs Erkrankten Veränderungen, die im Rahmen der Grunderkrankung oder auch der Therapie auftreten können, wie z. B. Störungen der Blutbildung, des Hormonhaushalts, des Stoffwechsels oder des Immunsystems.

- In einem **dritten Schritt** ist zu klären, wie schwer die chronisch gewordene Fatigue ist und ob nicht eine Depression für die Symptome verantwortlich ist, da vielfach bei depressiven Zuständen Erschöpfung und Antriebslosigkeit auftreten. Zur Beantwortung dieser Fragen müssen manchmal zusätzliche Tests (*BFI*, Radbruch et al. 2003; *HADS*, Herrmann-Lingen et al. 2011) oder auch ein psychiatrisches Konsil herangezogen und die Notwendigkeit einer antidepressiven Medikation eingeschätzt werden. Wenn die Betroffenen jedoch keinerlei typisches Stimmungstief, evtl. verbunden mit Schuldgefühlen oder Suizidalität schildern, dagegen einen ausgeprägten Lebenswillen zeigen, ist eine Depression unwahrscheinlich. Untersuchungen haben bisher auch keine spezifische Wirksamkeit der verfügbaren Antidepressiva bei Fatigue ohne depressive Komponente zeigen können. In solchen Fällen kann ein vergeblicher Behandlungsversuch mit Antidepressiva eher bewirken, dass sich das vorhandene Gefühl der Betroffenen vertieft, dass es keine Hilfe gibt.

Ist eine »Tumorfatigue« nach den beschriebenen Ausschlusskriterien wahrscheinlich, muss der Patient für diese eine verständliche Erklärung erhalten. Hierfür sind sinngemäße Bilder – wenn sie denn zum Patienten passen – sehr hilfreich. Energie ist kein direkt erfahrbarer Begriff, aber jeder hat seine eigenen Vorstellungen davon, was ein Energiehaushalt ist. So profitieren einige besser vom Modell der elektrischen Ladung (Batterie), andere besser von Bildern mechanischer Vorgänge oder Bildern von Brennstoffvorräten und wieder andere besser von der Vorstellung einer Balance von Einnahmen und Ausgaben.

Dabei ist es wichtig, Defizitbenennungen zu vermeiden und eher von der Verfügbarkeit vorhandener Ressourcen zu sprechen.

Psychoedukation erfordert hier vom psychoonkologischen Begleiter, sich ganz von der Vorstellungswelt der Patienten leiten und diese mit eigenen Worten beschreiben zu lassen, wie sie den Unterschied zu einer normalen Müdigkeit wahrnehmen. Wir können dann im weiteren Dialog an dem nun einzuschlagenden Weg arbeiten.

Alle therapeutischen Ansätze sollten so rechtzeitig einsetzen, dass lange Phasen, in denen die Patienten ohne Unterstützung bleiben, vermieden werden. So kann schweren Verläufen von »Langzeitfatigue« und dem Gefühl, dieser hilflos ausgeliefert zu sein, vorgebeugt werden. Die Erfahrung zeigt, dass eine chronische Fatigue nur selten jeden Tag gleich schwer ist, so dass bei entsprechend unterstützender Beratung immer eine Verbesserung an Lebensqualität erreichbar ist.

»Endlich gibt es jemanden, der versteht, was ich durchmache«. Ist dieses Grundgefühl vorhanden, können alle weiteren Schritte in der Beratung eingeleitet und ein individuelles planmäßiges Vorgehen abgesprochen werden. Je nachdem, in welchem Bereich (körperlich, seelisch, kognitiv) etwas verbessert werden soll, können anschließend Empfehlungen ausgesprochen werden. Das beginnt beim Führen eines Fatigue-Tagebuchs, geht weiter zu Empfehlungen zu einem maßvollen – mindestens dreimal wöchentlichen – Training von Kraft und Ausdauer, bis hin zum Rat, sich durch das Einüben von Achtsamkeit oder auch das Erlernen von Entspannungstechniken um die Minderung von Stress zu bemühen. Oft lassen sich dadurch, dass Aktivitäten genau registriert und die Effekte notiert werden (positiv wie auch negativ), zu erwartende Belastungen besser einschätzen, Prioritäten setzen und die Tagesplanung so einrichten, dass der Tagesablauf besser an die Belastungsgrenze angepasst werden kann. Dies fördert das wichtige Ziel einer »Regularisierung« der Lebensweise. Hierbei ist die Zusammenarbeit mit dem Hausarzt oder dem Onkologen als »Coach« oft wesentlich für eine nachhaltige Verbesserung.

Tragen seelische Belastungen wie Ängste, unverarbeitete Kränkungserlebnisse oder sekundäre depressive Reaktionen auf die Fatigue zum negativen Gesamtbefinden bei, kann eine psychoonkologische oder psychotherapeutische Maßnahme einen wichtigen Beitrag zur Entlastung beisteuern – denn auch das »Mitschleppen« von seelischen Dauerlasten kann eine Fatigue negativ beeinflussen oder aufrechterhalten.

Erst wenn die nichtmedikamentösen Maßnahmen ohne Erfolg bleiben und auch eine speziell auf die Fatigue hin ausgerichtete Rehabilitationsmaßnahme nicht das gewünschte Resultat erbracht hat, ist die Gabe von Medikamenten gerechtfertigt, die sich in internationalen Studien bei der Linderung einer Fatigue bewährt haben. In einem solchen Fall kann der Versuch unternommen werden, eine Besserung durch den Einsatz von pflanzlichen Mitteln wie Ginkgo-Substrat oder Guaraná, unter Umständen auch von hochwirksamen Arzneien wie Stimulanzien oder Corticosteroiden zu erzielen – jedoch nur unter Aufsicht eines damit vertrauten Arztes.

In manchen Fällen von lang anhaltender Fatigue ist es zum Schutz der Lebensqualität der Betroffenen nicht zu vermeiden, dass diese ihre berufliche Tätigkeit teilweise oder vollständig aufgeben. Dies erfordert die besondere Aufmerksamkeit des Begleiters für die »Lücken und Gefahren« im sozialen Netz. Auf keinen Fall sollten die Betroffenen allein gelassen werden, sondern sich in der begleitenden Unterstützung durch sozialmedizinisch und psychoonkologisch versierte Fachkräfte gut aufgehoben fühlen.

Das Ziel ist klar: Niemand mit Fatigue sollte ohne Hoffnung mit dem Gefühl, nichts machen zu können, allein gelassen werden.

Abschließend möchte ich eine von einer schweren Form der chronischen »Tumorfatigue« betroffene ärztliche Kollegin zu Wort kommen lassen. Sie sagte Folgendes zu mir, nachdem sie die genannten nichtmedikamentösen Maßnahmen bei einem Rehaaufenthalt beherzigt und eingeübt hatte.

> »Trotz meiner drohenden Berufsunfähigkeit darf ich wieder Lebensfreude, Zufriedenheit und manchmal sogar Glück erfahren. Ich mache jetzt täglich eine Stunde Sport. Und wenn ich spüre, dass mein Körper wieder so weit ist, dass ich mich darin wohl fühle, habe ich auf alles Lust, was ich sonst machen kann, auch wenn es im Vergleich zu früher nicht mehr dasselbe ist. Aber ich finde dann meinen Frieden und bekomme wieder Freude am Leben – jeden Tag neu.«

16 Remission – die Ruhe nach dem Sturm

Ich denke, es lohnt sich, die Angst bei einem Krebserkrankten genauer zu betrachten. Auch wenn die Behandlungen erfolgreich waren, die Nachuntersuchungen ohne Befund verliefen, wenn sich der Patient also in der sogenannten Remission befindet, bleibt die Angst. Sie wird meist nicht mehr vergehen, bei manchen vielleicht nach der ersten Erkrankung, aber ein Rezidiv oder eine Metastase machen die Angst zum ständigen Begleiter. Es bleibt eine grundlegende Verunsicherung. Zumindest für einige Jahre, meist auf Dauer. Vielleicht handelt es sich um eine grundlegende menschliche Angst, eine »conditio humana«, falls es so etwas gibt wie eine Grundbefindlichkeit, die allen Menschen gemeinsam ist. Möglicherweise gibt es dieses Leiden an der Unsicherheit der menschlichen Existenz, die Angst vor dem Unbekannten. Eine Angst, die wir nur mehr oder weniger wirksam, vor allem durch Ausblenden, in unser Leben integriert haben.

Ich habe den Eindruck, dass nun eine Verschiebung stattfindet. Die Bedrohung ist Wirklichkeit geworden und alle Unsicherheit des Lebens findet ihre Konkretisierung in der Krebserkrankung, die ihren Schrecken behält, auch wenn sie schon überstanden ist. Die Sicherheit, in der man vor der Erkrankung lebte, ist verloren. Man erlebt das Wissen um die Begrenztheit der Zeit und die Realität des Todes. Auch als eine gemeinsame Angst ist es meist nur ein kognitives Wissen, eine Theorie. In einer existenziell bedrohlichen Situation aber wird diese Theorie zu einem erlebten Wissen, zu einer Erfahrung. Diese ist von einer nicht mehr zu leugnenden Evidenz, die wir nur noch mit erheblichem Kraftaufwand ausblenden könnten. Wir müssen also mit dieser Erfahrung leben.

Wir sind in einer sicheren Welt aufgewachsen, in einer Welt ohne natürliche Feinde und ohne Bedrohung durch wilde Tiere, wohnen in sicheren Häusern und leben in einer erstaunlich langen Zeit des Friedens. Wir halten dies für den Normalfall und erleben die Unsicherheit des menschlichen Daseins als eine außergewöhnliche Bedrohung, ganz im Gegensatz zur Mehrheit der Weltbevölkerung, die in ständiger Unsicherheit lebt, bedroht von Kriegen, Krankheiten und Hungersnöten.

Der Patient schildert seine Angst vor einer Metastase und einem Rezidiv. Es wäre naheliegend, aber sinnlos, mit ihm über die Wahrscheinlichkeit zu sprechen, an dieser Krankheit zu sterben, seine Überlebensmöglichkeiten oder sein persönliches Risiko zu diskutieren. Was wir kennen, sind Zahlen und Statistiken, die äußerst wichtig und hilfreich für die Forschung sind, das persönliche Risiko des Patienten aber nicht erfassen. Deshalb kennen wir es nicht. Wir können es als größer oder kleiner einschätzen, doch diese Gespräche bleiben Diskussionen über Mutmaßungen. Vielmehr geht es um die Unsicherheit und um ein Leben mit der Unsicherheit. Das heißt, ich tue gut daran, mich auf alle möglichen Ausgänge der Krankheit einzurichten.

Der erste wesentliche Schritt ist, zu akzeptieren, dass diese Unsicherheit normal ist. Ist dieser Schritt geschafft, dann öffnen sich im Gespräch wieder alle anderen Lebensbereiche, die auch ihre vielfältigen Unsicherheiten bieten. Dann ist wieder Raum für andere Sorgen und Ängste, die ganz aus dem Erleben verschwunden waren. Es ist nicht normal, in Sicherheit zu leben. Leben ist immer ein Risiko und immer steht der Tod im Hintergrund, oder, wie eine Patientin es ausdrückte: Ich weiß nicht wann und durch welche Türe er kommt, nur dass er einmal kommt.

»Die Angst läuft immer mit mir mit ...«

Frau N. E. erzählt von ihrer Krankheit. Sie berichtet mit spürbarem Stolz, wie sie diese Zeit bewältigt hat. Vor sechs Jahren, sie war damals einundzwanzig, hatte sie ein Sarkom im Beckenknochen. Sie wurde operiert und musste sich fast ein Jahr lang intensiver Bestrahlung unterziehen. Dadurch wurden ihre Ovarien zerstört, sodass sie jetzt amenorrhoisch ist und davon ausgehen muss, keine Kinder mehr zu bekommen.

Seit ihrer Heirat aber wünscht sie sich sehnlichst Kinder und hat nun mehrere Therapieversuche gestartet, um die Funktion der Eierstöcke wieder zu aktivieren, so z. B. mit verschiedenen Hormonen und Akupunktur.

> Aktuell leidet sie unter massiven Ängsten. Sie fühlt sich so unsicher, dass sie es immer allen recht machen möchte und sich z. B. bei der Arbeit unter Wert verkauft. Zu Hause reagiert sie dann abwechselnd gereizt oder depressiv, bekommt Schuldgefühle, weil ihr Mann darunter leidet. Sie versucht dann verstärkt, es ihm recht zu machen und dreht sich derart immer stärker im Teufelskreis.
>
> »Ich verstehe mich dabei selbst nicht. Eigentlich bin ich so stolz auf mich, traue mich aber gar nichts. Ich war immer die kleine Schwache. Schon als Kind bin ich nicht richtig gewachsen. Meine Schwester, sie ist vier Jahre älter als ich, die war pflegeleicht und konnte alles. Ich war ein Schreikind, habe gleich die ganze Familie verrückt gemacht, weil ich mich ständig so kratzte, dass sie mich festgebunden haben. Mit zwei Jahren war ich deshalb im Krankenhaus. Da haben sie eine Zöliakie festgestellt. Als ich dann glutenfreies Essen bekam, wurde es besser, aber auch kompliziert. Ich kam später in die Schule, hatte dann zwar relativ gute Noten, kam allmählich auch zu Kräften und konnte im Sport mithalten, sodass ich allmählich aufholte. Meine Schwester meint noch heute, dass ich immer bevorzugt wurde, dabei war sie immer die Stärkere, die Bessere, die Tüchtigere. Seit ich dann als junges Mädchen aber die Hübschere wurde, war es ganz aus. Ich machte eine Lehre als Industriekauffrau und arbeitete hier in einer großen Firma. Da war ein Werkstudent, der für mich schwärmte und mit dem ich mich etwas anfreundete. Eigentlich wunderte ich mich darüber und konnte mir nicht vorstellen, was er an mir findet.
>
> Dann wurde ich krank, war ein Jahr fast nur im Krankenhaus und in der Rehaklinik und konnte auch danach fast ein ganzes Jahr noch nicht wieder arbeiten. Da war

er der Einzige, der mich ständig besuchte, immer den Kontakt hielt und mir Mut machte, die Zeit für mich zu nutzen. Ich habe viel gelesen damals, viel geträumt, Pläne geschmiedet, im Geist ein Haus gebaut und den Garten gestaltet. Jetzt sind wir verheiratet, haben das Haus nach meinen Ideen gebaut und legen bald den Garten an. Ich habe das Bild schon in mir, sehe ihn schon vor mir. Vor allem aber hat er mir damals Mut gemacht, die Zeit während der Krankheit für ein Studium zu nutzen. Ich habe Betriebswirtschaft studiert, bin bei meiner alten Firma geblieben, habe allerdings noch keine echte Stelle als Betriebswirtin und traue mich auch noch nicht, so eine Stelle einzufordern, obwohl ich schon die entsprechende Arbeit mache.
Immer wenn ich so etwas anpacken will, packt mich die Angst wieder. Dann kommt sie immer mit unheimlicher Wucht. Manchmal kommt sie auch einfach so, ohne Grund. Eigentlich schleicht sie immer hinter mir her – wie ein Tiger – dann springt sie mich an und packt mich. Dann bin ich wie gelähmt. Das merkt keiner, aber auf einmal habe ich z. B. keine Kraft mehr, keine Fantasie und reagiere nur noch automatisch. Ich fühle mich dann völlig bescheuert, aber das ist der Tiger, der mich immer wieder überfällt. Ich höre ihn ja nicht, ich spüre nicht, wenn er wieder kommt, aber ich weiß, dass er da ist. Und wenn ich mich ganz wohl fühle, dann fange ich an zu lauschen. Ob er noch da ist, vielleicht ist er weg? Aber er kommt bestimmt gleich wieder. Und dann ist er da. Dann springt er mich an und ich kann die Angst kaum mehr ertragen. Und es ist so schlimm, ich sehe ihn ja nicht, ich weiß nie, was er macht.«

Frau N. E. verliert sich fast in dieser fantasiereichen Geschichte, in der sie ihren Tiger schildert, sodass er wirklich Gestalt annimmt. Sie greift die Frage nach seinem Aussehen lachend auf.

»Natürlich ist das ein schöner Tiger, groß, kräftig und geschmeidig. Aber das Wichtigste ist mir, dass er zu meinen blonden Haaren passt. Ein weißer Tiger wäre nichts für mich.«
Fast scheint es so, als ob sie sich schon mit dem Tiger anfreunden könnte. So bleiben wir weiter in dieser Fantasie und sie wundert sich auch nicht über die Frage, warum der Tiger immer hinter ihr herlaufen muss.
»Was denn sonst? Ach so, das ist ja lustig, Sie meinen, ich könnte ihn ja neben mir laufen lassen, wie einen großen Hund mit einem hübschen Halsband und einer starken Leine? Das wäre ja toll, so einen Begleiter hat sicher niemand bei uns im Ort. Dann müsste ich keine Angst mehr haben, dann hätten die anderen Angst vor ihm. Oder vor mir? Das wäre mir auch nicht recht. Aber es ist eine schöne Idee.«

Ganz leicht und selbstverständlich bewegt sie sich in ihrer Fantasiewelt, die Imagination macht ihr offensichtlich Freude, sodass sie auch in weiteren Gesprächen immer wieder auf diesen Begleittiger zurückkommt, der auch zwischen den Gesprächen bei ihr ist, ihr immer besser gefällt.

»Aber das ist auch sehr zwiespältig. Ich möchte ja schon, dass ich weniger Angst habe und mutiger werde, aber was nützt es mir, wenn die anderen mir dann aus dem Weg gehen, weil sie mich fürchten? Aber vielleicht ist das bloß eine andere Angst von mir, ich weiß nicht, aber manchmal habe ich schon das Gefühl, der Tiger läuft neben mir. Jedenfalls habe ich schon lange nicht mehr gelauscht. Eher greife ich in Gedanken neben mich und fühle seinen starken Rücken, sein Fell, das gar nicht so weich ist, wie es aussieht. Aber ich bin auch nicht so kuschelig, wie ich tue.«

In dieser Weise gehen die Gespräche weiter und der Tiger wird zum Symbol der Ungewissheit, die sie im Blick behält und damit besser ertragen kann, aber er zeigt auch ihre Stärke, die sie entwickeln musste, als sie krank war und spürte, was ihr abverlangt wurde. Vor allem aber hilft ihr der Tiger dabei, ihre eigenen Forderungen so vorzutragen, dass die anderen keine Angst vor ihr bekommen. Eine der ersten Mutproben bestand darin, eine weitere Behandlung durch Akupunktur abzulehnen, mit der ihre Frauenärztin versucht hatte, die durch Bestrahlung zerstörten Ovarien wieder in Gang zu bringen. Sie hatte sich bei einem Endokrinologen untersuchen und beraten lassen, war nun bereit, sich auf die Kinderlosigkeit einzustellen und beschäftigte sich mit der Möglichkeit einer Adoption.

Gibt es keine anderen Möglichkeiten?

»Ich darf die Medikamente nicht nehmen …«

Frau M. S. ist Mitte fünfzig, eine große schlanke Frau, mit klarem, fein geschnittenem Gesicht, sie wirkt klug, ruhig, wie eine Frau, die schon einiges erlebt hat und mit beiden Beinen im Leben steht. Doch aus ihren Augen spricht die Angst, eine flackernde Angst, die jeden Moment in Panik umschlagen kann.

Sie erzählt von ihrer Erkrankung, wie der Brustkrebs diagnostiziert wurde, sie erzählt von der Operation, von der Bestrahlung und der Chemotherapie. Alles hat sie gut überstanden, und nun ist Ruhe, die Ruhe nach dem Sturm, sagt sie, wird still und meint dann nachdenklich, der Sturm habe gerade erst so richtig eingesetzt.

Meinen fragenden Blick beantwortet sie mit einem verlegenen Lächeln, zuckt die Schultern und meint: »Was soll's, ich muss es ja doch erzählen.« Der Frauenarzt hatte die weitere Therapie mit ihr besprochen und ihr ein Medikament zum Entzug der Hormone verschrieben, ein Medikament, das Metastasen vielleicht verhindern kann. Es leuchtete ihr ein, sie war froh über diese Tabletten und sie war bereit sie einzunehmen. Bis sie es ihrer Freundin erzählte, die ihre Hände über dem Kopf zusammenschlug und meinte: »Das darfst Du nicht. Du musst mitkommen in unseren Gebetskreis.« Nun war sie zwar nicht übermäßig christlich eingestellt, hatte aber doch einen ganz stabilen Glauben und hoffte auch auf die Hilfe ihres Schutzengels und ihres Herrgotts.

So ging Frau M. S. mit zum Gebetskreis, wunderte sich allerdings, dass dieser Kreis sich im Nebenzimmer eines kleinen dörflichen Gasthauses traf, nicht in der Kirche oder im Gemeindehaus. Der Grund dafür war ihr bald klar, denn sie beteten nicht zu Gott oder zu den Heiligen, sondern zu Bruno Gröning. Sie erinnerte sich. Hatte sie doch als Kind einmal von einem Wunderheiler gehört, der kurz nach dem Krieg in Deutschland krebskranke Menschen geheilt haben soll. Er verfügte angeblich über den »göttlichen Heilstrom« oder die »göttliche Kraft« und konnte diese Heilkraft weitergeben, indem er sie auf Stanniolkugeln übertrug, die er selbst gepresst hatte. Aber er war schon lange tot, verstorben an seiner eigenen Krebserkrankung.
Nun erfuhr Frau M. S., dass er eine große Anhängerschaft hatte und dass erst seine Lebenspartnerin und dann der gemeinsame Sohn seine Tradition über Jahrzehnte fortgesetzt hatten. Sie boten den Menschen an, über die Zugehörigkeit zum Freundeskreis seiner Gnade teilhaftig zu werden, sodass er für sie bei Gott ein gutes Wort einlegen wird. Dafür musste sie aber sehr strenge Regeln befolgen. Dazu gehörte das strikte Verbot, irgendwelche Medikamente einzunehmen. Wahrscheinlich hätte er auch keine psychoonkologischen Gespräche geduldet. Das machte ihr Angst, aber gleichzeitig halfen ihr diese Gebete. In diesem Kreis fühlte sie sich geborgen, angenommen und verstanden. Sie traf eine Reihe von Leidensgenossinnen, die ihr überzeugend von ihrer Heilung berichteten, sie umarmten, in ihr Gebet einschlossen und sie baten, doch den richtigen Weg zu gehen und auf die Medikamente zu verzichten.
Sie tat es, befürchtete nun aber, dass der Schutz der Schulmedizin verloren gehe, sodass sie nun doch vielleicht eine Metastase oder ein Rezidiv bekommen könnte. Ihr selbst schien das Risiko nicht zu groß, aber nun hatte sich auch ihre Tochter diesem Kreis angeschlossen. Sie litt an einer neurologischen Erkrankung, die sie zwang an Krücken zu gehen und starke Medikamente einzunehmen. Diese Medikamente hatten heftige Nebenwirkungen, sodass die Tochter sich nach längerem Zögern entschloss, den Geboten des Gebetskreises zu folgen und die Medikamente abzusetzen. Dies führte zu einer drastischen Verbesserung ihres Befindens, die Nebenwirkungen verschwanden, was ihre Bindung an Bruno Gröning erheblich verstärkte. Allerdings nur für kurze Zeit, denn bald verschlimmerten sich die Symptome ihrer Erkrankung und sie musste sich wieder im Rollstuhl bewegen.
Ihre Enttäuschung aber wurde von den Mitgliedern des Gebetskreises mit harten Worten zurückgewiesen: Sie hatte ja so lange gezögert, war nicht bereit gewesen auf die Medikamente zu verzichten und sie erlebe nun, was es heißt, wenn Bruno einen fallen lässt und nicht mehr in seine Fürbitte einschließt. Nun hatte Frau M. S. eine doppelte Angst. Sie fürchtete um ihre Tochter und hoffte, dass Bruno sie wieder in seine Fürsorge einschließe. Andererseits aber meinte sie, dass die Medikamente ihrer Tochter zumindest geholfen hatten, wieder aus dem Rollstuhl herauszukommen. Auch mit ihrem eigenen Verhalten war sie völlig uneins geworden und sehnte sich nach der Sicherheit, die sie bei ihrem Frauenarzt erlebte, konnte sich aber gleichzeitig aus der magisch, hoffnungsvollen Beziehung zu Bruno nicht lösen.

Frau M.S. war verzweifelt. Mit kindlich großen Augen fragte sie, was sie denn nun tun solle, nahm die Frage aber sofort wieder zurück: »Ich kann Ihren Rat sowieso nicht befolgen, weil ich solche Angst habe. Beide machen mir Angst, der Krebs und Bruno. Beide sind so stark, dass sie sich wohl die Waage halten. Wenn ich der Angst vor dem Krebs folge, wird Bruno mich fallen lassen, folge ich Bruno, kommt der Krebs wieder.« Es war schwer, diesen quälenden Zwiespalt zu akzeptieren, zuzuhören, wenn sie vom Gebetskreis, vom Freundeskreis berichtete und nicht sofort dies alles in Bausch und Bogen abzulehnen. Dies hätte mit Sicherheit einen entsetzten und enttäuschten Rückzug zur Folge gehabt.
So drehte sich das Gespräch zunächst um die Frage, was ihr denn helfen könnte, für sich eine Entscheidung zu treffen. Dies waren schwierige Fragen, aber im Laufe der nächsten Sitzungen meinte sie dann doch, der Freundeskreis sei sehr neu für sie, sie habe noch keine wirklich guten Erfahrungen damit gemacht, die Schulmedizin aber habe ihr und der Tochter gut geholfen. Sie glaubte, der Schulmedizin mehr vertrauen zu können. Außerdem haben ihr Frauenarzt und die anderen Ärzte noch nie so unbedingten Gehorsam gefordert, sondern ihr immer die Freiheit der Entscheidung gelassen, sodass sie sich auch in dieser Hinsicht besser aufgehoben fühlte.
So schien es, als ob sie sich allmählich aus dem Bann des Freundeskreises lösen könnte. Doch nun wandte sich ihre Tochter mit verzweifelter Entschlossenheit ganz von der schulmedizinischen Behandlung ab und setzte ihre Hoffnungen ausschließlich auf die Fürbitte von Bruno und unternahm alles, ihn zu versöhnen, um wieder in seine Fürbitte aufgenommen zu werden. Nun schien es so, als ob Frau M.S. ihre eigenen Sorgen, ihre eigene Krankheit vergessen hätte, und sich nur noch um die Erkrankung ihrer Tochter kümmerte, sodass sie ihre eigenen Entscheidungen völlig hintenanstellen musste, um nichts zu tun, was der Tochter schaden könnte. Sie sagte alle weiteren Termine ab. Ich habe sie nicht mehr gesehen und weiß nicht, wie es ihr weiter ergangen ist.

Obwohl wir nur insgesamt vier Gespräche führten, hat mich ihr Schicksal sehr beeindruckt. Sie war von ihrer Krankheit erschreckt, erlebte dann die Klarheit der schulmedizinischen Behandlung als wohltuend, fühlte sich sicher und von allen gut behandelt. Nach Abschluss der Akutbehandlung aber wurde es still, und wie bei der Mehrzahl der Patienten tauchten die Ängste wieder auf. Ängste, mit denen sie alleine nicht zurechtkam. Das Medikament bot ihr einen gewissen Schutz und milderte die Angst vor dem Fortschreiten der Erkrankung. Aber die Unsicherheit, die sie nun alleine ertragen musste, blieb.

Diese Unsicherheit spürte ihre Freundin und nahm sie mit in den Gebetskreis. In traditioneller Weise erzogen, hatte sie als Kind und Heranwachsende auch in der Kirche, im Gottesdienst und im Gebet eine wohltuende und tröstliche Zugehörigkeit und Geborgenheit erlebt. In ihrer Angst kam ihr nun die Möglichkeit sehr entgegen, sich wieder einem solchen Kreis anzuschließen. Ihre Erwartungen erfüllten sich anfangs auch, mussten allerdings mit einem Gehorsam bezahlt werden, wie sie ihn noch nie erlebt hatte. Die ersehnte Fürsorglichkeit entpuppte sich als totale Bevormundung. Der Gebetskreis war ihr so lange ein guter Ersatz, bis sie in heftigen Zwiespalt geriet. Sie löste ihn auf sehr unglückliche Weise, indem sie ihre eigene Sehnsucht nach Geborgenheit und Fürsorglichkeit in altruistischer Weise auf ihre Tochter richtete und in Sorge um sie nun ihre eigene Not zurückstellte, folgerichtig auch ihre eigene Behandlung beendete.

Heilsteine

Frau B. W. lächelt mich freundlich an und wollte erst etwas über mich wissen. Sie fragte nach meiner exakten Berufsbezeichnung, meinen Spezialisierungen, meinen bisherigen Tätigkeiten und »Erfolgen«. Sie wollte nicht gleich von sich erzählen, sondern fragte erst einmal, ob es zuträfe, dass ich auch selbst Erfahrungen als Patient hätte. Als alles zu ihrer Zufriedenheit beantwortet war, erzählte sie von ihrer Leukämie, von der Therapie und den Nachsorgeuntersuchungen. Sie hatte einiges in ihrem Leben verändert und lebt recht zufrieden damit. Ihr Problem sei die Ungewissheit und die Tatsache, dass nichts mehr vorangehe.

»Wissen Sie, im Krankenhaus wusste ich, dass wir jetzt etwas gegen den Krebs tun, dass man überhaupt etwas tun kann. Aber jetzt bin ich zu Hause, und was jetzt? Was soll ich jetzt tun? Ich nehme keine Medikamente mehr ein. Ich kann nur warten, ob der Krebs wiederkommt oder nicht. Aber das kann doch nicht alles sein! Diese Untätigkeit, dieses Abwarten, das macht mich noch wahnsinnig. Manchmal glaube ich, ich habe schon einen Schaden abbekommen. Ich vermisse das Krankenhaus. Keiner fragt mehr, wie ich geschlafen habe, fühlt meinen Puls und fragt, ob ich Stuhlgang hatte. Das ist doch verrückt. Ich muss selbst etwas tun. Ich habe mich über die Möglichkeiten informiert, deshalb bin ich jetzt hier. Es gibt doch Menschen, die berichten, dass man durch eine gute Psychotherapie auch zur Heilung beitragen kann. Ich weiß schon, dass man den Krebs mit Psychotherapie nicht heilen kann. Aber dazu beitragen kann man doch, oder? Auf alle Fälle will ich es versuchen.«
Sie schaute etwas verlegen, aber sehr aufmerksam. Ich hatte das Gefühl, sie versuchte, nicht nur auf meine Worte zu hören, sondern auch meine Mimik zu deuten, und ich wusste, ich musste sehr vorsichtig sein mit dem, was ich sagte und wie ich es sagte. Meine Fragen entlasteten sie offensichtlich und sie berichtete von ihren Versuchen, mit der quälenden Unsicherheit fertig zu werden. Sie spielte dabei mit der Kette, die sie um den Hals trug, einer Kette aus wunderschönen Halbedelsteinen. Sie spürte meinen Blick und erklärte.
»Ja, das gehört auch zu den Therapien, die ich mache. Es gibt da einen Laden in der Nähe, da kann man diese Heilsteine kaufen. Heilende Steine. Aber nicht einfach so. Die Frau, die das macht, also die Geschäftsinhaberin, die kennt sich damit aus. Sie ist Heilpraktikerin und behandelt viele Krankheiten, auch Krebspatienten. Dabei spielen die Steine eine ganz wichtige Rolle, die Heilsteine. Sie stellt die Ketten zusammen, ganz individuell. Das ist schwierig, denn es müssen die richtigen Steine für die Krankheit sein, aber sie müssen auch zur Persönlichkeit passen. Sonst

kann es nicht helfen. So dauert es auch eine Weile, bis sie eine Kette zusammenstellt. Sie muss einen erst kennenlernen. Wenn man einige Gespräche bei ihr hatte, … ja, das muss man selbst zahlen …, also wenn man einige Gespräche bei ihr hatte, dann bekommt man eine Kette. Ja, die kostet schon eine Menge Geld, aber es sind ja auch wertvolle Steine und welche gute Behandlung ist schon umsonst? Auch die Behandlung bei Ihnen kostet ja Geld, ich zahle ja dafür meine Beiträge bei der Krankenkasse. Also, das ist schon in Ordnung so. Doch, doch.«
Sie machte eine Pause, als hätte ich irgendwelche Einwände gemacht oder mich kritisch geäußert. Sie wartete auf meine Einwände, meine Kritik, sprach dann aber weiter.
»Ich weiß ja nicht – jedenfalls noch nicht – ob diese Steine wirklich helfen, ich weiß ja auch nicht, ob die Psychotherapie hilft, aber irgendetwas muss ich doch tun, sonst werde ich noch verrückt. Und schaden kann es doch auf gar keinen Fall, die Psychotherapie nicht und die Heilsteine nicht. Also spricht doch nichts dagegen, oder?«

Sie erzählte dann von der Umstellung ihrer Ernährung. Sie fühlte sich körperlich besser, vor allem wohl durch den Sport. Sie hatte das Nordic Walking für sich entdeckt, ging mit ihren Freundinnen mindestens dreimal pro Woche längere Strecken und sah sich auf einem guten Weg, den sie nun durch Psychotherapie ergänzen wollte. Sie hoffte, darin von mir bestärkt zu werden, indem ich ihre Hoffnung auf die Heilung durch Psychoonkologie unterstützen würde. Diese Hoffnung erfüllte sich offensichtlich nicht.

Die Aussicht, durch die Gespräche etwas zur Verbesserung ihrer Lebensqualität beizutragen, genügte ihr nicht, was eigentlich auch gut nachzuvollziehen war, da sie mit sich im Reinen schien. Sie hatte sich gut auf den Umgang mit ihrer Krankheit eingerichtet, schien aber doch enttäuscht, dass ich ihr die erhoffte Wirkung der Psychotherapie nicht versprechen konnte. Das Leben mit der Ungewissheit wäre vielleicht Gegenstand einer psychoonkologischen Behandlung, aber sie löste dieses Problem mit Aktivitäten. So fragte sie dann auch nicht nach neuen Terminen. Ich weiß nicht, wie es weitergegangen ist.

Allerdings habe ich das Geschäft mit den Heilsteinen besucht, erfuhr dort, welche horrenden Preise man für die Heilketten bezahlen muss und geriet mit der Heilpraktikerin in einen heftigen Streit. An meinen unangenehmen Fragen hatte sie bald erkannt, dass ich nicht nur als interessierter Kunde in das Geschäft kam. Anfangs beteuerte sie, weit davon entfernt zu sein, Krebspatienten eine Heilung zu versprechen, geriet dann aber in Rage, als sie erfuhr, dass ich Arzt bin, beschimpfte mich heftig und beleidigend. Sie warf mir vor, dass wir doch keine Ahnung von ganzheitlicher Behandlung hätten, dass ihre Heilsteine hundertmal mehr wirkten als alle Medikamente dieser Welt. Ich verließ das Geschäft, wie ich meinte, gemessenen Schrittes, fühlte mich aber wie die anderen Kunden, die das Geschäft fluchtartig verlassen hatten, als der Streit begann. Mittlerweile wurde mir auch von anderen Patienten und Frauen aus dem Bekanntenkreis bestätigt, dass sie erhebliche Summen für ihre schönen Heilketten bezahlt hatten.

Man wird Frau B.W. keinen Vorwurf machen können, dass sie nach der Akutbehandlung alles Mögliche versuchte, was eventuell zur Heilung beitragen und Rezidiv und Metastasen verhindern könne. Leider wird üblicherweise bei der Akutbehandlung weder im Krankenhaus noch bei der ambulanten Chemotherapie über komplementärmedizinische Methoden gesprochen. Erst ganz allmählich entwickelt sich eine »Integrative Onkologie«, in der auch Methoden zur Anwendung kommen, die nicht unmittelbar auf das Tumorgeschehen einwirken, aber den Patienten helfen, die Nebenwirkungen besser zu vertragen und insgesamt dabei helfen, mit dieser Krankheit zu leben. Vor allem kann dabei die eigene Aktivität vor dem Gefühl der Ohnmacht sehr wirksam schützen.

Diese »Integrative Onkologie« kann sich innerhalb der onkologischen Behandlungsmethoden nur etablieren, wenn es ihr gelingt, sich eindeutig und überzeugend von den Scharlatanen abzugrenzen und dies sowohl den Medizinern wie auch den Patienten gegenüber, denen diese Unterscheidung unmöglich ist.

Auch die meisten Fachleute sind damit überfordert und meiden deshalb lieber dieses Thema. Sie lassen damit die Patienten aber alleine. In der psychoonkologischen Behandlung erfahren wir meist erst dann von solchen »Behandlungen«, wenn die Patienten sich bereits entschieden haben und den Versprechungen von Scharlatanen zum Opfer gefallen sind, die entweder die Befolgung strikter Regeln wie in einer Sekte fordern, oder durch besonders hohe Preise suggerieren, es müsse sich um eine besonders wertvolle Substanz handeln oder eine besonders wirksame Therapie.

Dass die Patienten nach der Akutbehandlung selbst etwas für ihre Heilung tun möchten, ist ein Versuch, die bisherige Therapie durch eigenes Handeln zu ergänzen. In diesem Sinne wäre auch eine gute psychoonkologische Begleitung möglich, vorausgesetzt, die Patienten erwarten nicht eine Wunderheilung durch die Psychoonkologie, wie sie manchmal leider auch angeboten wird. Diese Heilsversprechen werden selten direkt ausgesprochen, klingen aber immer mit, wenn z.B. von psychischer Stabilisierung der Selbstheilungskräfte die Rede ist.

Es sind aber nur wenige unserer Patienten, die eine solche direkte Einwirkung auf den Tumor erwarten. Problematischer ist es auszuhalten, dass man als Psychoonkologe in eine Reihe gestellt wird mit z.B. Heilsteintherapie, Bruno Gröning oder Autonomietraining nach Grossarth-Maticek. Die Solidität dieser Behandlungen ist in Frage zu stellen, da die Wirksamkeit wissenschaftlich nicht bewiesen ist. Deshalb verbietet es sich, mit derartigen Versprechungen, auch in verklausulierter Form, bei den Patienten falsche Hoffnungen zu wecken.

Als Therapeut ärgert man sich, wenn Patienten davon berichten und dieser Ärger erschwert dann häufig das Gespräch, er führt zu entwertenden Bemerkungen über die andere Methode und der Patient kommt nicht wieder. Das kann man nur vermeiden, wenn man es schafft, sich ohne jede Wertung ein Bild von der Situation des Patienten zu machen, die eigene Kränkung auszuhalten sowie das Angebot einer wohlwollenden psychoonkologischen Behandlung aufrechtzuerhalten – und auch ohne Groll zur Kenntnis zu nehmen, wenn der Patient sich gegen die psychoonkologische Begleitung entscheidet.

Alte Wunden brechen auf

Man kann sich nur schwer vorstellen, was Frau L. C. berichtet. Diese kleine, quicklebendige Frau mit einem Strubbelkopf erzählt mit lebhafter Mimik und einer gewissen Komik von ihren Ängsten. Sie kann nicht mehr alleine aus dem Haus gehen, bekommt Angst in engen Räumen, im Aufzug oder gar in einer Seilbahn und erlebt ausgeprägte Horrorzustände, wenn ihr in einem Supermarkt jemand zwischen den Regalen entgegenkommt. Ihr Mann muss immer dabei sein. Er begleitet sie auch zur Therapie, weil sie es alleine nicht gewagt hätte, sich in die Hände eines fremden Mannes zu begeben. Sie schildert eine klassische Klaustrophobie, aber es ist noch mehr spürbar. Eine furchtbare Wut auf ihre Angst, auf sich selbst und auf alles, was ihr das Leben so schwer macht. Sie berichtet dann von einem gynäkologischen Tumor, der erfolgreich behandelt werden konnte. Jetzt muss sie noch in relativ kurzen Zeitabständen zur Nachsorge.

> »Also diese Angst vor dem Tumor, die habe ich im Griff. Sicher weiß ich, dass Krebs gefährlich ist, dass der Tumor wiederkommen kann, dass es Metastasen geben kann. Aber mehr als regelmäßig zur Nachsorge zu gehen, kann ich ja nicht tun, und einfach darauf hoffen, dass ich Glück habe und dass es nicht wiederkommt. Diese Angst vor dem Tumor kommt nur in den letzten beiden Wochen vor der Nachsorgeuntersuchung. Da drehe ich ein bisschen durch und mache meinem Mann das Leben schwer, weil ich die ganze Zeit nur von dieser Angst rede. Aber das eigentliche Problem ist, dass ich ihn immer in Anspruch nehmen muss, wenn ich einmal aus dem Haus gehen will, zum Einkaufen, um einen Besuch zu machen oder so. Bei allem, was ich unternehme, brauche ich ihn.« Der Mann, geduldig neben ihr sitzend bestätigt mit freundlichem Nicken, dass diese Angst eine wirklich extreme Belastung darstellt und dass er froh ist, wenn seine Frau jetzt eine Psychotherapie macht. Ergänzend an seine Frau gewandt fügt er hinzu: ›Du musst aber auch alles erzählen, sonst hat es keinen Sinn.‹«
> Und dann erzählt Frau L. C. Sie erzählt von ihrem Großvater, der schon früh begonnen hatte, sie sexuell zu missbrauchen. Sie war noch im Grundschulalter, als er damit anfing und nicht von ihr ließ, bis sie ihn als Pubertierende endlich energisch in seine Grenzen wies. Der Missbrauch passierte nicht allzu oft, immer nur, wenn die Großeltern zu Besuch kamen oder wenn sie einmal zu ihnen musste. Sie schüttelt sich vor Ekel, wenn sie davon berichtet, die Zornesröte steigt ihr ins Gesicht. Sie schimpft mit allen ihr verfügbaren Kraftausdrücken auf den Großvater, spart aber auch nicht mit Vorwürfen gegenüber ihren Eltern, die sie nicht beschützten.

Besonders gegenwärtig ist ihr eine Situation, in der sie etwas im Keller suchte, als ihr der Großvater den Weg durch die Kellerregale versperrte und sie zu sexuellen Handlungen zwang, nicht ohne ihr unter Androhung von Gewalt zu verbieten, jemandem davon zu erzählen. Als sie ins Wohnzimmer zurückkehrte, merkten ihre Eltern wohl ihre Aufregung, schauten fragend, sagten aber nichts. Als sie dann doch ihrer Mutter davon erzählte, wurde sie mit beschönigenden Reden zum Schweigen aufgefordert, auf eine Weise, die sie vermuten ließ, dass die Mutter ihr nicht glaubte. Erst sehr viel später erfuhr sie, dass die pädophile Neigung des Großvaters allen bekannt war, nicht nur der Familie, sondern allen im Ort. Er hatte nicht nur die eigenen Töchter, also auch die Mutter der Patientin, missbraucht, sondern auch andere Kinder. Niemand sprach je darüber, es war ein gemeinsam gehütetes Tabu. Niemand ging gegen ihn vor. Es wäre öffentlich geworden und hätte Schande über das Dorf gebracht.
Sie war bald von zu Hause ausgezogen, mied den Kontakt mit den Großeltern, und als der Großvater schließlich gestorben war, glaubte sie endlich Ruhe gefunden zu haben. Hin und wieder spürte sie, dass sie Schwierigkeiten im erotischen und sexuellen Kontakt hatte. Sie vertrug keine engen Umarmungen, brauchte immer große weite Räume, möglichst offene Fenster und die Möglichkeit, jederzeit die Zärtlichkeiten zu beenden, auch wenn sie ihren Mann damit mächtig enttäuschte. Seit sie ihm vom Missbrauch durch den Großvater erzählt hatte, brachte er viel Verständnis für ihre Schwierigkeiten auf, machte ihr niemals Vorwürfe, sondern verstand es, äußerst behutsam und liebevoll ihr die Angst vor den Einengungen zu nehmen, sodass sie dann bald auch wieder Zärtlichkeit und Sexualität mit ihm genießen konnte.
»Wissen Sie Herr Doktor, das war so schwer, das alles zu überstehen und es war dann so schön, mit meinem Mann zu erleben, wie ich mich befreien konnte. Auch die anderen Ängste wurden sehr viel besser. Ich konnte mich wieder ziemlich frei bewegen. Und dann kam diese üble Krankheit. Und ich war im Krankenhaus den Ärzten ausgeliefert, der Narkose, der Krankheit, und ich fühlte mich wieder genauso ohnmächtig wie damals beim Großvater. Manchmal habe ich nicht den Arzt vor mir gesehen, sondern den Dreckskerl, den Großvater. Ich bekam die gleiche Wut wie damals, das gleiche Gefühl der Hilflosigkeit und habe so enttäuscht reagiert, dass ich mit meinen Eltern gar nicht mehr sprechen kann, obwohl wir im gleichen Haus wohnen. Natürlich habe ich den Kontakt zu ihnen nicht abgebrochen. Sie können ja nichts dafür, aber ich bin so zurückhaltend geworden, so vorwurfsvoll. Sie wissen gar nicht warum. Sie denken, die Krankheit hat mich so verändert. Was soll ich nur machen. Ich bin wie ein kleines Kind. Mein Mann muss mich überall hin begleiten. Ich kann nicht einmal in den Supermarkt zum Einkaufen fahren. Und meine Arbeit kann ich auch nicht mehr machen. Ich muss etwas tun.«

Es war deutlich, dass für Frau L. C., zumindest derzeit, nicht die Krankheit im Vordergrund stand, sondern der Missbrauch durch den Großvater. Dieses Trauma war lange im Hintergrund geblieben. Sie hatte es verdrängt und zusammen mit ihrem Mann auch so viel Wohlwollen, Zuneigung und Freiheit erlebt, dass sie nicht wieder daran erinnert wurde. Die Krankheit aber hatte alles wieder wach gerufen, die alten Wunden aufgerissen und nun sämtliche Gefühle mit Wucht auf dieses Ereignis gerichtet. Auch alle Ängste, die durch die Krankheit bedingt waren, alle Enttäuschung, Angst und Wut, alle Gefühle von Ohnmacht und Ausgeliefertsein konzentrierten sich nun auf dieses Trauma. Es war deutlich, dass die Behandlung dieser Verletzung im Vordergrund stehen musste, es musste aber auch geklärt werden, dass dies allein keine endgültige Hilfe sein könnte, denn dann ging es noch darum, die Krankheitsängste zu bearbeiten.

Also war erst dieses Trauma Gegenstand der Therapie. Mit EMDR, einer speziellen imaginativen Technik, wurde die Erinnerung intensiv wiederbelebt und in den folgenden Gesprächen weiter bearbeitet. Sie erlebte dies als große Befreiung, es gab ihr auch den Mut, sich wieder ängstigenden Situationen auszusetzen, sodass sie z. B. eine Fahrt mit der Seilbahn wagte und sich wieder dem Fahrstuhl anvertraute. Sie konnte auch alleine einkaufen gehen, wenn sie wusste, dass ihr Mann sein Handy eingeschaltet hatte und ihr notfalls zu Hilfe kommen würde. Sie hatte verstanden, dass dies alles nicht ohne Angst möglich sein würde, und erlebte nun mit großem Stolz, dass sie die Angst aushalten konnte, die Angst, von der sie wusste, dass sie ihr nichts würde anhaben können.

Gespräche mit ihren Eltern führten zu einer glaubhaften Entschuldigung von Seiten der Mutter und einer sehr bewegenden Versicherung des Vaters, der ihr unverbrüchliche Solidarität und Hilfe versprach. So konnte sie nachträglich zumindest den Teil der Traumatisierung versöhnlich lösen, der sich auf die Enttäuschung durch die Eltern bezog, und wusste, dass die verbleibenden klaustrophoben Ängste nicht mehr ursächlich behandelt werden konnten, da sie sich weitgehend im Zirkelschluss (Angst vor der Angst) verselbstständigt hatten. Diese Ängste waren nun am ehesten einer verhaltenstherapeutischen Behandlung zugänglich. In einer stationären Behandlung machte sie große Fortschritte in dieser Richtung. Die Behandlung wird sie nun in einer ambulanten Verhaltenstherapie fortsetzen. Ob sie die psychoonkologische Behandlung jemals fortsetzen wird, hängt dann sicher davon ab, ob sie weiterhin gesund bleibt oder ob sich die Krebserkrankung mit Rezidiv oder Metastasen zurückmeldet.

Es bedeutete sicher eine fürchterliche Qual für Frau L. C., durch ihre Krebserkrankung an frühere Zustände von Ohnmacht und Ausgeliefertsein wieder herangeführt zu werden. Als günstig erwies sich dabei, dass diese Situation sehr klar zu beschreiben war und ihr so prägnant in Erinnerung war, dass es ihr gut möglich gewesen ist, sie von ihren sonstigen guten Erfahrungen in der Kindheit abzugrenzen. So konnte ein umschriebenes Trauma gut behandelt werden. Bei vielen Patienten mobilisiert die intensive Belastung durch eine Krebserkrankung ähnlich schreckliche Erlebnisse früherer Traumatisierungen, die nun wieder so gegenwärtig sind, als wären sie gestern erst geschehen. Oft sind sie aber nicht so gut zu erkennen wie bei Frau L. C., werden deshalb gerne übersehen und mit einer Therapie nicht erreicht, die sich ausschließlich um die gegenwärtigen Probleme kümmert, damit aber die Verletzungen der Vergangenheit nicht mehr erreicht.

»Vom Ende her leben«

Frau B. A. kommt auf Anregung ihrer Selbsthilfegruppe. Die Gespräche dort hatten sie nachdenklich gemacht. Manche der Frauen hatten so viel in ihrem Leben verändert und beängstigend weitreichende Entscheidungen verwirklicht. Sie hatten z. B. den Beruf aufgegeben oder die Scheidung eingereicht. Andere versuchten ganz entschieden, ihr früheres Leben wieder zu führen, als sei nichts passiert. Beides konnte sie nicht und wollte sie auch nicht. Was sie aber beeindruckte, war die Aktivität, mit der alle daran gingen, ihr Leben zu gestalten, eine Aktivität, die sie sich selbst nicht zutraute. Schon die Vorstellung, sie könnte so rigoros an die Sache herangehen, machte ihr Angst. Sie erlebte es als Schwäche und so kommt sie, um sich helfen zu lassen.

Nun erzählt sie von ihrer Erkrankung, einem Karzinom im Verdauungstrakt. Es konnte zwar ganz entfernt werden, da es aber zur Metastasierung neigt, wurde eine Chemotherapie durchgeführt und eine engmaschige Nachsorge geplant. Sie ist ohne Rezidiv und Metastase und hofft, dass es so bleibt, ist aber auch darauf gefasst, dass der Krebs sich wieder melden könnte. Sie ist groß und kräftig, wirkt etwas wuchtig. Bald zeigt sich, dass dies auch eines ihrer Probleme ist und schon immer war.

> »Wissen Sie, ich bin im Allgäu aufgewachsen, habe viel bei den Verwandten auf dem Bauernhof und bei manchen handwerklichen Arbeiten mitgeholfen, das Reden, das Schreiben, das Lesen, das alles war nie so meine Sache. Das konnte schon immer meine Schwester. Sie war immer grazil, hübsch, jedenfalls nicht so groß und wuchtig wie ich. Ich weiß, dass ich auch nicht hässlich bin, aber so schick und hübsch wie meine Schwester war ich nie. Sie war auch die Gescheitere. Nicht die Fleißigere, aber die Intelligentere. Nicht, dass man mich deshalb nicht gemocht hätte, aber es war wohl so, wie meine Tante es sagte. Sie freute sich immer, wenn ich zu ihr kam, ich weiß auch, dass sie mich mochte, und sie sagte einmal, ich sei so ihre Nichte für die Wochentage, meine Schwester für den Sonntag. Nett gesagt, oder? Sie mochte mich schon, ich war auch nicht verletzt, aber wehgetan hat es doch. Ich glaube, so haben mich alle gesehen, ganz patent, ein Kumpel, aber nichts Besonderes. Mein Mann betrachtet es wohl ebenso. Wir verstehen uns so weit ganz gut, aber eigentlich nimmt er mich nicht ernst. Er unterhält sich auch sehr gern mit meiner Schwester, die uns oft besucht und noch immer alles besser weiß als ich. Vielleicht hat er sich deshalb zwischendurch auch einmal eine Freundin gesucht, die ihr sehr ähnlich ist. Aber ich weiß, dass er immer zu mir zurückkommen würde. Ich bin ja auch praktisch und pflegeleicht.«

Es ist zuweilen schwer zu unterscheiden, was humorvoll gemeint ist, was ironisch, was Gelassenheit bedeutet, was Resignation. Es ist ein Gemisch aus Humor, Ironie und Spott, aber auch Bitterkeit, Enttäuschung und Kränkung, und dabei doch eine innere Haltung, die Respekt abnötigt, da sie nicht klagt, keine Vorwürfe macht, nur erzählt, was sie alles erlebt hat. Offensichtlich ist sie bereit, ihre Vergangenheit zu betrachten, ohne Vorwürfe zu machen. So formuliert sie dann schließlich auch ihre Erwartungen an die psychoonkologische Hilfestellung. Sie möchte mit ihrer Krankheit zurechtkommen, vor allem aber ihr Leben sortieren und sich versöhnen, nicht nur mit den Menschen, die ihr wichtig sind, sondern auch mit ihrem Leben und mit ihrer Krankheit.

»Es ist alles so anders geworden. Ich habe gemerkt, dass ich auch sterben könnte. Ich bin ja nicht sicher, dass alles ausgeheilt ist. Aber dieser Gedanke war nur in den ersten Wochen so schrecklich. In der Selbsthilfegruppe wurde mir klar, dass das eigentlich auch etwas ganz Normales ist. Nur habe ich bisher nicht daran gedacht. Jetzt, seit es mir klar ist, sieht auf einmal alles ganz anders aus. Ich sehe viele Dinge so von der Rückseite, und da bekommen sie eine ganz andere Bedeutung, ein ganz anderes Gewicht. Zum Beispiel dieser Seitensprung meines Mannes. Das ist nun schon ein paar Jahre her und ich habe immer geglaubt, ich müsste ihm das ein Leben lang nachtragen. Das ist Unsinn. Mein Mann ist ein anständiger Kerl. Er hält zu mir. Natürlich streiten wir oft und ich ärgere mich immer, wenn er mich für blöde hält. Das tut er zwar in Wirklichkeit nicht, aber er weiß, dass er mich damit zum Schweigen bringt, wenn er so tut, als wäre es unwichtig, was ich denke. Dann war ich auch immer still. Aber eigentlich ist er ein guter Mann. Und auch meine Schwester kann ja nichts dafür, dass wir so unterschiedlich sind. Und so merke ich, dass vieles ganz anders aussieht, wenn ich es jetzt anschaue.«

Dieser veränderte Blickwinkel machte sie sehr nachdenklich und sie kann sich gut vorstellen, dass dies gemeint ist, wenn es im Gebet heißt: »Herr lehre uns bedenken, dass wir sterben müssen, auf dass wir klug werden.« Diese Klugheit im Nachsatz ist es, die sie jetzt beschäftigt. Mit großem Interesse las sie den Vortrag von Nikolaus Gerdes (1984): »Der Sturz aus der normalen Wirklichkeit und die Suche nach Sinn«, in dem sich der Vortragende mit diesem anderen Blick auf die Welt beschäftigt, der sich fast jedem eröffnet, wenn er von seiner Krebserkrankung erfährt.

In vielen Aspekten dieses Vortrages findet sie sich wieder. Wie in der Selbsthilfegruppe freut sie sich darüber, dass sie mit ihren Gedanken und Gefühlen nicht alleine ist und dass ihre neue Sicht der Dinge nachvollziehbar und verständlich ist. So fühlt sie sich verstanden und gefühlsmäßig beheimatet in diesen Gedankengängen und in den Gesprächen. Sie schildert die Veränderungen in ihrem Leben, die alle wenig dramatisch verlaufen und von ihrer Umgebung meist kaum bemerkt werden. Nach der Rückkehr aus der Reha hat sie ihren Beruf in reduziertem Maße wieder aufgenommen und konnte es geschickt so einrichten, dass sie die Arbeiten loswurde, die ihr weniger Freude machen. Sie widmet sich nun mehr ihrem Haus und dem Haushalt.

»Manche halten mich für ein bisschen verrückt. Aber ich habe immer vom eigenen Haus geträumt, das wir uns ja dann auch gebaut haben. Wir haben es gemeinsam

geplant, aber eigentlich haben wir es alles so gemacht, wie ich es mir vorgestellt habe. Mein Mann hat es bald aufgegeben, mir zu widersprechen. Er wusste, dass ich ganz klare Vorstellungen hatte, und hat mitgemacht. So konnten wir wirklich alles so bauen, wie ich es mir wünschte. Auch innen haben wir es so eingerichtet, wie es mir gefällt, nur mein Mann und die Söhne haben ihre Zimmer selbst gestaltet. Da durfte ich nicht mit ran. Aber alles andere konnte ich einrichten, wie ich wollte. Den Garten haben wir gemeinsam gemacht, das macht mir zwar auch Freude, aber komischerweise macht es mir nichts aus, wenn mein Mann da seine Ideen verwirklicht.
Das finde ich schön, da habe ich auch keine eigenen Ideen, die dem entgegenstehen. Aber das Haus, das ist ein Teil von mir. Und das pflege ich jetzt so und gestalte es, als wäre es ein Ersatz dafür, dass ich meinen Körper nicht so gestalten kann. Klingt ein bisschen verrückt, oder? Ich bin keine sauberkeitsverrückte schwäbische Hausfrau, glauben Sie das bloß nicht. Es ist einfach die Freude daran, wenn es schön aussieht, so wie ich es haben möchte. Das ist aber nur das eine. Ich habe auch sortiert. Meine Freundschaften habe ich sortiert, die Beschäftigungen, denen ich nachgehe, die Veranstaltungen, an denen ich teilnehme usw. Mein Mann wundert sich manchmal, meint, ich sei eigensinnig geworden. Aber eigentlich auch nicht, er meint, ich sei verträglicher geworden, nachsichtiger, einfach deshalb, weil ich vom Ende her lebe. Natürlich hoffe ich, dass ich noch viel Zeit habe und noch lange lebe, aber ich weiß es ja nicht. Und deshalb will ich meine Zeit nicht mehr mit unsinnigen Dingen belasten, nicht mit unsinnigen Streitereien verderben. Das ist dieser andere Blick auf die Dinge. So vieles, was mir früher ärgerlich, wichtig, unmöglich erschien, betrachte ich heute mit Nachsicht oder Gelassenheit, zumindest nicht mehr mit dem Gefühl, es alles ändern zu müssen.«
Zu den handfesten Veränderungen gehörte z. B., dass sie ihren Mann überredete, beim Auswechseln der Fenster nun keine Rollläden einbauen zu lassen, sondern Fensterläden, die sie schöner und gemütlicher findet. Mit gutmütigen, nicht verletzenden Spötteleien, die sich auf ihre Allgäuer Heimat bezogen, gab er ihren Wünschen nach, war auch fair genug, zuzugeben, dass es ihm dann schließlich auch besser gefiel. Etwas schwieriger war es für sie, Einladungen abzusagen bei Leuten, in deren Gesellschaft sie sich nur langweilt, ebenso ein Kaffeekränzchen nicht mehr zu besuchen, in dem überwiegend über Mode und Geldanlagen diskutiert wird. Sie hatte sich dort schon immer deplatziert gefühlt, gleichzeitig aber auch durch die Einladung ein wenig geehrt. Die Langeweile erlebte sie früher als Ausdruck eigener Unzulänglichkeit.
Das Backen machte ihr keine Freude, dennoch hatte sie es immer übernommen, zur jährlichen Adventsfeier der Kirchengemeinde einen Kuchen zu backen. Sie fasste sich nun ein Herz und erklärte, dass sie viel lieber einmal den Raum schmücken würde, bat die anderen, dann den Kuchen zu backen. Noch jetzt, beim Erzählen klopfte ihr Herz bis zum Halse. Man konnte sich vorstellen, welche Überwindung es sie gekostet hatte, diese jahrelange Gewohnheit zu durchbrechen und ihre eigenen Wünsche zu äußern. Zu ihrem Erstaunen wurde ihr Angebot gerne angenommen, aber den Raum auszuschmücken kostete viel mehr Zeit als einen Kuchen zu backen, was die anderen Frauen »so nebenher« machten.

Sie konnte eine Reihe solcher Beispiele erzählen. Alles war nicht sensationell, aber von großer persönlicher Bedeutung, es festigte ihr Gefühl, selbst weitgehend bestimmen zu können, wie sie ihr Leben gestaltete, ohne Gefahr zu laufen, andere damit auf egoistische Weise zu beeinträchtigen. Vielmehr geschah das Gegenteil. Sie erhielt von verschiedenen Seiten die Bestätigung, dass durch ihre Klarheit es nun leichter sei, mit ihr umzugehen, leichter als früher, als sie häufig enttäuscht reagierte, wenn sich ihre unausgesprochenen Erwartungen nicht erfüllten.

Alles was sie berichtete, was sie an Veränderungen schilderte, klang so rund, stabil, gelassen und nicht besonders aufregend, dass ich mich fragte, welche Rolle unsere Gespräche dabei haben könnten. Sie nannte es Auftanken. Sie meinte damit, dass sie sich in den Gesprächen Rückenstärkung holte, dass sie ihre Ideen formulierte, ihre Gedanken und Gefühle erzählte und im Dialog erleben konnte, dass sie nicht schief lag, dass ihre Gedanken nachvollziehbar waren und verständlich. Sie suchte keine Genehmigung für ihr Handeln, sie brauchte den Dialog, um sich selbst ernst nehmen zu können und brauchte ihn als Schutz vor der alten Angst, nicht klug genug, nicht vernünftig genug zu sein. Es waren etwa ein Dutzend Gespräche, die sie in diesem Sinne nutzte und es wurde spürbar, dass die weiteren Gespräche, die nun in größeren Zeitabständen erfolgten, nicht mehr aus innerer Not geschahen, sondern fast aus einer gewissen Dankbarkeit heraus.

> Sie berichtete nun, wie sie alles geschafft hatte, ohne jemanden schmerzhaft vor den Kopf zu stoßen. Vielleicht ein paar Bekannte, die sie nun nicht mehr besucht. Aber alle, die ihr etwas bedeuten, konnten diese Veränderungen mittragen, ohne dass dabei die Beziehungen beschädigt worden wären oder dass man sie jetzt nicht mehr ernst nähme. Nein, im Gegenteil, sie hat den Eindruck, sie sei selbst auch ernsthafter geworden und überzeugender, seit sie selbst vom Sinn ihres Handelns überzeugt ist.

Konkrete Ereignisse spielten in den Gesprächen selbst keine große Rolle. Die größte Veränderung geschah in der Position der Patientin selbst, die ihren Blickwinkel ganz wesentlich wechselte. Die Gelassenheit von Frau B. A. ist das Ergebnis dieses Positionswechsels. Sie selbst war wohl am meisten erstaunt darüber, wie sehr sich die wichtigen Dinge im Leben ändern, wenn man sie vom Ende her betrachtet.

Und sie kommentierte es mit einer Bemerkung, die man in der Psychoonkologie oft hört.

> »Eigentlich hätte ich das alles schon längst tun können. Warum muss man eigentlich erst krank werden, damit man sich entschließt, sein Leben selbst in die Hand zu nehmen?«

Wenn Krebspatienten an der Gruppentherapie teilnahmen, war das regelmäßig die wichtigste Botschaft: Du bist nicht unsterblich, denke daran, schon bevor du krank wirst.

Arztbriefe, Atteste, Gutachten – und das Recht auf informationelle Selbstbestimmung

Diese Überschrift ist sicherlich furchterregend, aber was sie überschreibt, ist es auch. Kehren wir zurück zu Frau S. R., deren Komplikationen bei der Chemotherapie wir schon auf S. 95 ff. kennenlernten. Es war ihr unmöglich, sich berühren zu lassen und sie hatte von den Schwierigkeiten berichtet, die sie dadurch bei der Begutachtung bekam. Da sie es selbst als beschämend empfand, ließ sie es anfangs bei der Ablehnung ihres Antrages auf Behinderung bewenden. Was sie aber in der Folge erlebte, weckte ihren Kampfgeist, der nun über lange Zeit gefordert war.

> »Nach der Primärbehandlung kam ich zur Reha, oder richtiger in die Anschlussheilbehandlung, in eine Klinik, die auf Krebsbehandlungen spezialisiert war, und hoffte, mich dort erholen zu können. Ich konnte es auch ganz gut für mich nutzen, fühlte mich wohl, wäre da nicht der Stationsarzt gewesen. Ich hatte, wie schon zur Begutachtung, meine Unterlagen dabei, auch die aktuellen Laborbefunde und die Befunde der letzten Nachsorgeuntersuchung. Das genügte ihm aber nicht. Er bestand darauf, mich selbst zu untersuchen. Ich zog mich aus, ließ mich anschauen, verbat mir aber jede Berührung, was er mit einem schrägen Lächeln quittierte, aber immerhin akzeptierte. Er machte mich noch darauf aufmerksam, dass es auch die Möglichkeit einer Aufbauplastik gebe, dass meine Haut und Muskulatur in einem so guten Zustand seien, dass ich mir das wirklich überlegen sollte. Die Untersuchung war komisch, er war mürrisch, aber zumindest bestand er nicht darauf, mich anzufassen.
> Dann wurde es aber kritisch. Mit der Sportgruppe waren wir beim Fahren mit dem Skateboard, ich stürzte, stauchte mir den Arm, die Schulter tat höllisch weh. Nun bestand er darauf, mich zu untersuchen. Ich ließ es aber nicht zu. Eine Röntgenaufnahme zeigte keinen Bruch, also ließ ich mir Salbe geben, rieb mich ein und machte kalte Umschläge. Nach ein paar Tagen war es auch wieder gut. Das dicke Ende kam erst, als ich zu Hause war. Vom Kostenträger bekam ich ein Schreiben, in dem mir mitgeteilt wurde, dass ich zukünftig auf keinen Fall mehr mit der Kostenübernahme für weitere Heilverfahren rechnen könnte. Der Klinikarzt hatte berichtet, dass ich jede Untersuchung und Zusammenarbeit verweigert hätte und mich z. B. seinen Anordnungen widersetzte.
> Ich konnte es nicht glauben, war entsetzt und wollte den Bericht lesen. Den bekam ich aber anfangs nicht. Erst als ich mich schlaugemacht hatte, auf mein Recht zur informationellen Selbstbestimmung hinwies und mit dem Anwalt drohte, bekam ich den Brief. Der zeigte, wie sehr sich der Arzt über mich geärgert hatte, und enthielt nur Unterstellungen. Ich schrieb also eine Richtigstellung, die zu meiner großen Überraschung von der Rentenversicherung akzeptiert wurde. Nach Rückspra-

che mit der Klinik entschuldigten sie sich sogar für den Vorfall und teilten mir mit, dass sie von der Klinik ebenfalls eine Entschuldigung gefordert hatten, die aber nie kam. Immerhin kam ein neuer Bericht, der sich strikt auf das Medizinische beschränkte, das frühere Schreiben, so wurde mir zugesichert, verschwand aus meiner Akte.«

Der Zorn hatte sie wieder gepackt, als sie das berichtete, aber sie war auch stolz darauf, dass sie sich wirksam zur Wehr gesetzt hatte. Sie glaubte, so etwas könne ihr nicht wieder passieren. Es passierte doch. Erst schien alles gut zu gehen. Sie hatte einen neuen Antrag auf Anerkennung einer Behinderung gestellt, kam diesmal zu einem verständigen Gutachter, der ihren Antrag unterstützte. Sie bekam nun eine kleine Rente. Als sie sich dann auch überwunden hatte, einen Brustaufbau vornehmen zu lassen, wurden nach anfänglichen Schwierigkeiten auch die Kosten dafür übernommen.

Es schien nun alles wieder in ordentlichen Bahnen zu laufen. Dann kam eine Anfrage vom Versorgungsamt. Ihr Behindertenstatus musste im Rahmen der »Gesundheitsbewährung« überprüft werden, dafür brauchte man die Unterlagen der behandelnden Ärzte. Sie wurde gebeten, die beiliegende Schweigepflichtentbindung zu unterschreiben. Sie tat es, allerdings mit einer Einschränkung. Diese ist auf den üblichen Formularen sogar vorgesehen. Der Hinweis darauf findet sich meist in fast mikroskopisch kleiner Schrift am Ende des Formulars. Sie schränkte also die Entbindung von der Schweigepflicht auf jene Daten ein, die für die aktuelle Fragestellung relevant sind (im Sinne der juristischen Definition einer aktuellen, d.h., nur auf die gegenwärtige Fragestellung bezogenen Schweigepflichtentbindung). Sie hatte sich ja über ihre Rechte gut informiert.

Die Anschreiben an die behandelnden Ärzte enthielten diese Einschränkung jedoch nicht mehr. So wurde ihr Hausarzt aufgefordert, sämtliche Unterlagen zu übermitteln, die Schweigepflichtentbindung liege vor. Schon seit ihrer Kindheit war sie bei ihm in Behandlung, er hatte alles miterlebt, ihre Kinderkrankheiten, die erste Regel, ihre Schwangerschaften, alles stand in ihrer Akte und alles lag jetzt beim Versorgungsamt. Sie lebt in einer Kleinstadt, wo man sich kennt und vieles voneinander weiß, das war ihr zu viel. Ihr verärgerter Anruf beim zuständigen Sachbearbeiter wurde mit Spott zurückgewiesen, er habe genug anderes zu tun, so interessant sei ihr Privatleben nicht. Und von einer aktuellen Schweigepflichtentbindung habe er nie etwas gehört. Auch der Leiter der Dienststelle wusste nichts von der Möglichkeit solcher Einschränkungen, wies ihre Beschwerde zurück und weigerte sich, die Akte an den Hausarzt zurückzusenden, bevor sie ausgewertet sei. Außerdem wundere er sich, dass sie als Antragstellerin solche Ansprüche stelle.

Eine Beschwerde beim Landrat als dem nächsten Vorgesetzten blieb ebenso wirkungslos, sodass sie sich an den Datenschutzbeauftragten des Landes wandte. Hier brauchte sie etwas Geduld, bekam aber nach etwa drei Monaten ein sehr ausführliches Schreiben, in dem er auf jedes ihrer Argumente einging, ihr in allen Punkten recht gab und das Verhalten aller Beteiligten als eindeutigen, in manchen Punkten groben Verstoß gegen das Datenschutzgesetz bezeichnete. In einem Schreiben an das Versorgungsamt forderte er die sofortige Auslieferung der Akte, Vernichtung aller Daten, die nicht unmittelbar mit der Frage der Behinderung zu tun haben, und unterrichtete in einem gesonderten Schreiben den Landrat über das Fehlverhalten seiner Mitarbeiter.

Das war mehr als Frau S. R. erwartet hatte. Sie behielt ihren Status als Behinderte und war nicht nur froh, den ganzen Ärger überstanden zu haben, sondern auch stolz auf ihre Standfestigkeit und nicht zuletzt auf den Datenschutzbeauftragten des Landes, der so eindeutig und fair reagierte. Sie hat noch Kontakt zu einer Selbsthilfegruppe, in der sie von ihren Erfahrungen berichtete, meist aber nur resignierte Reaktionen erfuhr. Sie ist aber fest davon überzeugt, dass alles viel besser gehen könnte, wenn sich die Patienten ihrer Rechte bewusst wären und sie auch einfordern würden.

Dieses Beispiel wirkt sicher spektakulär, man könnte meinen, Frau S. R., die ja auch Kampfsportarten als Hobby betreibt, fordere solche Reaktionen geradezu heraus. Aber das ist sicher nicht so. Was sie erlebte, ist zwar drastisch aber nicht so selten, wie man meinen könnte. Meistens wird der leichtfertige Umgang mit den Patientenakten gar nicht bemerkt, erst wenn es Schwierigkeiten gibt, tritt er zutage. Aber das ist wohl kein Zufall. Das Recht auf informationelle Selbstbestimmung erfreut sich keiner großen Beliebtheit, es ist sehr unbequem und wird oft als unnötige Behinderung effektiven Arbeitens erlebt. Der Arzt müsste ja bei jeder Anfrage erst einmal die Akte nach relevanten Daten durchsuchen, dann, bevor er sie abschickt, die Patienten fragen, ob sie mit dieser Auswahl einverstanden sind. Es geht aber auch einfacher.

Ein anderer Weg hat sich sehr bewährt. Die Versicherungen und Gerichte kennen die Rechtslage sehr gut und sind fast immer bereit, ihre Anfrage dergestalt zu präzisieren, dass sie konkrete Fragen stellen, die man dann beantworten kann. Bei den Rentenversicherungen ist dies sowieso üblich, sodass es die Arbeit wesentlich vereinfacht. Die meisten Patienten wissen aber nichts von dieser Problematik, auch steht verständlicherweise die Sorge um die Gesundheit und die Angst vor der Krankheit, vor allem vor dem Fortschreiten der Erkrankung, im Vordergrund. Aber es darf nicht übersehen werden, dass auch erhebliche soziale und wirtschaftliche Probleme aus einer Krebserkrankung entstehen können.

Deshalb ist die Beratung durch den Sozialdienst des Krankenhauses, die Krebsberatungsstellen und, vor allem wenn es um die Anerkennung des Behindertenstatus oder eine Berentung geht, durch den VDK (Sozialverband VdK Deutschland e. V.) von großer Bedeutung. Nur Fachleute kennen und durchschauen die vielfältigen Regelungen. Manchmal habe ich den Eindruck, dass selbst die Berater beim Gesundheitsamt und beim Medizinischen Dienst der Krankenkassen manche Regelungen falsch verstehen.

So ist es schon wiederholt passiert, dass Patienten glaubten, sie machten eine Wiedereingliederungsmaßnahme, dann aber merkten, dass sie Rentenansprüche verloren und womöglich nur das halbe Krankengeld bekamen. Dann stellte sich heraus, dass sie ihre halbe Stelle aufgegeben hatten, oder wie bei manchen Lehrern, den halben Lehrauftrag. Man hatte sich ja darauf geeinigt, nur die halbe Zeit zu arbeiten, also schien alles in Ordnung zu sein. Früher oder später aber zeigte sich der Irrtum, der nur mit viel Aufwand, manchmal sogar nur mit Hilfe des Betriebsrates, der Gewerkschaft oder eines Juristen wieder rückgängig gemacht werden konnte. Ist die halbe Stelle vom Arbeitgeber schon wieder neu besetzt, kann es sogar sein, dass einem gekündigt wird. Es lohnt sich also auf alle Fälle, fachkundigen Rat einzuholen, damit einem derartige Schwierigkeiten erspart bleiben.

17 Das Rezidiv, die Metastase

Viele Patienten kommen erst dann in Behandlung, wenn einige Zeit nach der Primärbehandlung ein Rezidiv aufgetreten ist oder eine Metastase festgestellt wurde. Die Situation selbst, die Diagnostik und die Mitteilung der Diagnose, werden nur selten geschildert. Es ist wohl kaum in Worte zu fassen. Auch meine eigene Erinnerung beschränkt sich im Wesentlichen auf den Ablauf der diagnostischen Schritte. Eine Schilderung dessen, was ich dabei erlebt habe, ist mir unmöglich. Es wäre nur als Lähmung zu beschreiben, als eine Erstarrung der Gefühle, als Gefühlstod.

Das ganze Gebäude aus Hoffnung und Zuversicht, Durchhaltewillen und strammer Haltung, all das ist zusammengebrochen. Nichts davon ist mehr übrig. Stattdessen Enttäuschung, Enttäuschung über den eigenen Körper, Enttäuschung über die unerfüllten Hoffnungen – vielleicht auch über die Therapie und die Ärzte – Ohnmacht und Ratlosigkeit. Dann wird die Behandlung geplant und vorbereitet. Und allmählich folgt das Aufräumen in den Gefühlen, als ob man ein Trümmerfeld räumt. So beginnen wieder hellere und freundlichere Gefühle durchzuschimmern und Hoffnung und Zuversicht finden wieder Platz.

Chaos – das Bild der Biberacher Malerin Cornelia Baur-Dilger

Es ist ein Chaos, das allmählich Gestalt annimmt und Struktur gewinnt. Es spiegelt viele der chaotischen Empfindungen, die ich erlebte, als ich erfuhr, dass sich eine Metastase gebildet hatte.

All das ist für mich in dem Bild erkennbar, das auf der Umschlagvorderseite dieses Buches abgebildet ist. Im Original heißt das Bild »Caresses du chaos« (Liebkosungen des Chaos).

Als Liebkosung kann ich die Begegnung mit dem Chaos nicht empfinden, eher als ein Umschlungenwerden, aber ich nehme den Titel als Aufforderung, mich dem Chaos zu nähern und es genauer kennenzulernen. Ich muss mir Zeit lassen, das Bild zu betrachten. Langsam entdecke ich Strukturen, so wie das Chaos sich strukturiert, wenn ich mir Zeit nehme und nicht zu früh versuche, es vernünftig zu gestalten. Chaotisch erscheinen die Formen. Manche sind liebevoll geschwungen, dann aber fährt der Pinselstiel links unten grob durch die Farben. Doch das Bild zeigt kein zerstörerisches Chaos. Es hat auch etwas sehr Liebevolles in den Pinselspuren, die darübergelegt sind.

Die wiegenden Striche in der oberen Hälfte leiten eine Verbindung ein zwischen den Gegensätzen, die eine mächtige Spannung zwischen sich aufbauen. Die Spannung wird aber nicht bedrohlich, die Formen und Farben befinden sich in Balance. Schwere, große und leichte, luftige Formen kommen ins Gleichgewicht, helle und dunkle Farben kreuzen sich in der Diagonalen und aus dem kräftigen Rot in der Mitte des Bildes entspringt eine knospenförmige Gestalt nach links oben, die dem ganzen Hoffnung gibt. Und allmählich entsteht eine eigene Art von Struktur, nicht in Worte zu fassen, nur zu fühlen: freundliche Ruhe, Ausgewogenheit, langsame, wiegende Bewegung.

Und nach dem Fühlen, der Freude an der Schönheit des Bildes, setzt nun auch das Denken ein. Die Komposition des Bildes wird verstehbar.

Nicht die ganze Fläche ist bemalt, es bleiben freie helle Stellen, sie lassen Licht hinein, vielleicht auch eigene Gedanken, vielleicht auch eine Idee, wie es weitergehen könnte.

Das Bild ist Chaos, aber keine Zerstörung, es ist nichts kaputt, es ist in der Balance. Das Schwere, das Drückende wird zum Hintergrund, das Leichte, die Hoffnung, die Zuversicht liegen darüber.

Schwere Materie, dunkle Turbulenz und helle Leichtigkeit, lichte Transparenz. Wütende Spritz- und Pinselspuren und schwebende Unbeschwertheit. Gewaltsames, Gekratztes und locker Gespritztes, Getupftes, Geschwungenes. Intensives Rot fließt als Blutspur und taucht als kecke Blütenform wieder auf. Ein Stürzen, Kämpfen, Wogen, Schweben ineinander, übereinander – Dynamik und Innehalten.

Enttäuschung

Eine Beobachtung, von der auch viele Kolleginnen und Kollegen berichten, ist die, dass gerade jene Patienten, die rasch wieder in ihr normales Leben, in Familie, Beruf und soziale Umgebung, zurückfanden, besonders erschüttert reagieren, wenn der Krebs wieder in ihr Leben tritt. Gerade für sie, die sich mit so viel Kraft, Durchhaltevermögen und Zuversicht den Weg zurück in die Normalität erkämpften, wiegt nun die Enttäuschung besonders schwer und das Gefühl, alles sei vergeblich gewesen. Umso schlimmer ist für manche nun der Absturz in Verzweiflung und Hoffnungslosigkeit und die Gefahr, in resignativer Gestimmtheit zu verharren.

Spätestens jetzt sollten die Patienten von der Möglichkeit psychoonkologischer Beratung und Behandlung erfahren, um rechtzeitig Weichen stellen zu können und zu vermeiden, dass sie in ihrer Verzweiflung in irgendwelche Sackgassen geraten. Leider erfolgt diese Information häufig nur halbherzig, da noch viele Onkologen der Psychoonkologie mit großer Skepsis begegnen. In vielen Kliniken erfolgte die Etablierung der Psychoonkologie nicht aufgrund einer Überzeugung, sondern lediglich einer gesetzlichen Notwendigkeit folgend. Ohne ein strukturiertes Angebot von psychosozialen Hilfen hätte es für die Krankenkassen keine Gelder aus dem Risikostrukturausgleich (gemäß dem Risikostrukturausgleichsgesetz von 2001) gegeben und keine abrechenbaren Leistungen für die Ärzte. Also wurden entsprechende Stellen geschaffen, deren Nutzen sowohl für die Patienten als auch für die Mitarbeiter onkologischer Abteilungen erst allmählich erkannt wird.

18 Die Palliation

Viele unserer Patienten befinden sich bereits in einer palliativen Situation, wenn man dies so versteht, dass die Erkrankung nicht mehr heilbar ist, aber noch behandelbar. Dies wird allerdings nie oder nur sehr selten in dieser Klarheit ausgesprochen, außer in sehr weit fortgeschrittenen Fällen. Meist bekommen die Patienten noch eine tumorspezifische Therapie, z. B. Chemotherapie oder Bestrahlung, oder haben sie gerade hinter sich und müssen jetzt regelmäßig zur Nachsorge. Die Grenze zwischen der palliativen Medizin und der kurativen Medizin als Gegensatz wird heute nicht mehr so scharf gezogen. Die Palliativmedizin versteht sich heute auch als eine beschützende Medizin, die, nach Definition der WHO (2013), durchaus schon während der kurativen Behandlung einsetzen kann.

Besondere Unklarheit herrscht über den Begriff »Palliative Onkologie«. Gemeint sind damit palliative Maßnahmen während einer kurativen Behandlung. So kann es z. B. sein, das ein narbig verschlossener Darmabschnitt nicht entfernt werden kann, sodass eine Umgehung geschaffen wird, die eine weitgehend normale Darmpassage ermöglicht. Dies ist eine palliative Maßnahme, weil die Ursache nicht beseitigt werden kann. Da der Tumor selbst aber operativ entfernt wurde und nun eine Chemotherapie durchgeführt wird, erfolgte dieser Eingriff im Rahmen einer kurativen Behandlung. Möglicherweise ist die Unbestimmtheit dieses Begriffes und des genauen Zeitpunktes, an dem die palliative Situation einsetzt, auch ein Vorteil. Es könnte sein, dass dadurch den Patienten die Möglichkeiten der palliativen Medizin schon früher zugutekommen und unter Umständen unnötige Therapieversuche vermieden werden, die nicht nur viel Geld kosten, sondern sowohl die Lebensqualität als auch die Überlebenszeit der Patienten deutlich reduzieren (Temel et al. 2010).

»Ich lasse mich nicht vom Zivi duschen!«

Es klang wie ein Kampfruf, den die Patientin mir entgegenschleuderte, als ich sie fragte, ob sie schon einmal daran gedacht hätte, in ein Pflegeheim zu gehen. Frau H. D. war von mehreren Seiten darauf angesprochen worden, sie solle sich doch psychoonkologische Hilfe suchen. Der Onkologe hatte ihr dazu geraten, das psychiatrische Landeskrankenhaus und eine Krebsklinik, in der sie sich wiederholt aufgehalten hatte, zuletzt vor vier Wochen anlässlich einer Rehabilitation.

Eine Frau mit Mitte sechzig sitzt mir gegenüber, etwas füllig, kalkweiß im Gesicht und etwas unsicher sowohl in der Sprache als auch in den Bewegungen. Man sah, sie war am Ende ihrer Kräfte, und nun erzählte sie.

»Wissen Sie, Herr Doktor, ich bin schon eine erfahrene Krebspatientin. Ich hatte vor fünfzehn Jahren schon einen Krebs an der Gebärmutter, es war gut verheilt und ich dachte, jetzt wäre alles vorbei. Vor ein paar Jahren bekam ich Brustkrebs, der operiert, bestrahlt und mit Chemotherapie behandelt wurde. Und auch da dachte ich wieder, ich hab's geschafft und es ist vorbei, aber es kam immer wieder und immer wieder. Wir machten eine Chemotherapie, noch eine und es sah auch immer wieder so aus, als hätte es jetzt geholfen. Aber jetzt ist es wohl zu Ende und ich habe wieder Metastasen. Nicht viele, sie wachsen auch nur ganz langsam, sodass ich also sicher noch eine Weile damit leben kann. Aber ich bin zu schwach geworden und ich kann mich kaum bewegen und ich habe am ganzen Körper nur Schmerzen. Vielleicht kommt es von dem Mittel, das ich nehmen muss, von diesem Hormonmittel, dass mir die Knochen so wehtun. Aber es sind auch Muskeln und es ist nicht so, wie der Gynäkologe die Schmerzen beschreibt. Es ist irgendwie anders, aber ich weiß nicht wie.«

Die Patientin lebte noch zu Hause in einem kleinen Dorf. Sie hatte eine kleine Wohnung in einem Haus, in dem die Mitbewohner allmählich verstorben oder weggezogen waren. Nun wohnen einige türkische Familien mit ihr im gleichen Haus, denen sie anfangs mit großer Zurückhaltung begegnet war, nun aber langsam die freundliche und gesellige Art, vor allem der Kinder, zu schätzen lernte.

Da sie sich nicht mehr selbst versorgen konnte, war sie bei ihrer Nichte untergekommen. Sie konnte bei ihr wohnen und wurde von ihr auch mit dem Auto überall hingebracht. Sie wusste aber, dass dies eine große Belastung für ihre Nichte bedeutete, und wollte möglichst bald wieder ihren Haushalt selbst erledigen. Dies schien völlig unmöglich, so wie sie mir gegenübersaß. Sie hatte die letzten Jahre abwechselnd immer wieder bei ihrer Nichte verbracht, dann monatelang im Krankenhaus, bis sie schließlich wegen anhaltender depressiver Verstimmungen in der Psychiatrie landete. Sie betonte jedoch hartnäckig, dass sie keineswegs depressiv sei, sondern einfach nur verzweifelt, weil sie nicht wisse, wie es weitergehen soll.

Frau H. D. war alleinstehend und hatte sich von ihrem bescheidenen Lohn als Näherin etwas auf die Seite gelegt. Sie wollte das Ersparte nun aber nicht für den Aufenthalt in einem Pflegeheim ausgeben, zumal sie sich darüber ärgerte, dass andere, die nichts gespart hatten, auf Kosten der Allgemeinheit dort leben konnten. Sie hatte aber keine konkreten Vorstellungen vom Pflegesatz und von den Leistungen der Pflegeversicherung. Sie wollte nicht daran denken, da sie horrende Vorstellungen davon hatte, wie es dort zugehen würde.

»Doktor, Sie haben sicher auch im Fernsehen gesehen, wie es im Pflegeheim zugeht, da hat kein Mensch Zeit für einen. Und wenn man in der Früh kaum ausgeschlafen hat, dann wird man aus dem Bett gezerrt, von einem langhaarigen Zivi, und der schickt einen dann zuerst in die Dusche und dann muss man wirklich ganz schnell frisch gewaschen sein, damit man nicht sein Frühstück versäumt. Das kann ich nicht, das halte ich nicht aus, da bleibe ich lieber bei mir zu Hause und schau, dass ich zurechtkomme. Außerdem habe ich noch einen Schäferhund. Diese Hündin hat Zucker und da ist es ein bisschen schwierig, sie richtig zu ernähren. Und ich habe auch noch einen Papagei, aber der wird mich mit Sicherheit überleben. Ich

> kann nicht in ein Pflegeheim. Ich kann aber auch nicht bei meiner Nichte bleiben. Und die ganze Zeit in einem Krankenhaus, das ist ja auch kein Leben. Helfen Sie mir doch irgendwie, dass ich wieder in meine Wohnung und mich wieder selbst versorgen kann.«

Ich konnte mir nicht vorstellen, wie das gehen sollte, wie sie es schaffen sollte, wieder in ihren eigenen vier Wänden zu leben. Aber sie wünschte es sich, und so mussten wir überlegen, wie sie das auf irgendeine Weise hinkriegen könnte. Erst einmal stand ihre körperliche Befindlichkeit im Vordergrund.

> »Sie glauben nicht, wie müde ich immer bin, obwohl ich genügend schlafe. Ich kann mich kaum bewegen, alle Muskeln und Knochen tun mir weh. Da muss es doch etwas geben. Wissen Sie denn nicht, was das für Schmerzen sein könnten, oder könnten Sie mir jemanden empfehlen, der mich mal untersucht?«

Mir schien eine neurologische Untersuchung wichtig. Sie erbrachte den Befund einer Fibromyalgie mit der üblichen Auskunft, dass es dafür keine wirksame Therapie gebe. Schließlich landete die Patientin in der neurologischen Klinik, wurde vollständig untersucht und kam mit dem Verdacht auf eine multiple Sklerose zurück. Dieser Verdacht konnte nie ganz widerlegt werden, aber eine wesentliche therapeutische Konsequenz ergab sich nicht daraus.

> »Wissen Sie, Herr Doktor, wirklich geholfen haben mir eigentlich nur die Leute hier von der Schmerzambulanz. Die haben zwar auch keine Wundermittel, aber zumindest sind die Schmerzen etwas erträglicher. Ich weiß zwar nicht, ob ich es schaffe, aber langsam glaube ich, ich kann wieder in meine Wohnung«.
> Es drehte sich immer wieder um die gleiche Frage: Könnte sie es schaffen, doch wieder in ihre Wohnung zu gehen? Es war zu spüren, dass die neuen Medikamente ihr halfen, wieder etwas beweglicher zu werden. Ihre Schäferhündin war inzwischen nach längeren Behandlungen gestorben. Nun hatte sie sich eine kleine Pudelhündin angeschafft, die mit ihrem Bewegungsdrang eine echte Herausforderung für Frau H. D. bedeutete. So musste sie jeden Tag mindestens zweimal mit ihr spazieren gehen, da sie sonst in der Wohnung herumtobte und sie zur Verzweiflung brachte. Dies war zwar einerseits mühsam, andrerseits hielt es sie mobil. In der Zwischenzeit hatte sie es nämlich gewagt, wieder in ihre eigene Wohnung einzuziehen, hatte sich schweren Herzens dazu entschlossen, sich »Essen auf Rädern« bringen zu lassen und konnte ganz allmählich diese Erleichterung auch annehmen.
> Die Spaziergänge mit dem Hund führten allmählich auch zu einer gewissen Kräftigung, sodass sie weiter beweglicher wurde, auch wieder Freundinnen besuchen und in ihrem Dorf spazieren gehen konnte. Eine deutliche Besserung kündigte sich an, als sie etwas Geld in eine neue Frisur investierte. Damit sah sie nun wesentlich jünger aus und man konnte sich vorstellen, dass sie es doch noch eine Weile alleine in ihrer Wohnung schafft. Auch in ein neues Zahnimplantat hatte sie Geld

investiert und schließlich noch einen erheblichen Geldbetrag den Kindern ihrer Nichte geschenkt. Sie hatte ihr dafür das Versprechen abgenommen, sie wieder bei sich aufzunehmen, falls sie es nicht mehr in der eigenen Wohnung schaffte, wenn auch nur vorübergehend.
Dann aber verschlimmerte sich ihr Zustand wieder. Wegen ständiger diffuser Bauchschmerzen war sie zur Hausärztin gegangen, die weitreichende Laboruntersuchungen anstellte und zu ihrem großen Schrecken feststellte, dass die Tumormarker erheblich angestiegen waren. Dies wurde von beiden als Hinweis darauf angesehen, dass sich wieder Metastasen entwickelt hatten. Entsprechend war die Verzweiflung der Patientin, die nun ihr Ende kommen sah und wieder zu ihrer Nichte zog, der Notfall war offensichtlich eingetreten.

Die anschließenden Gespräche mit Frau H. D. wurden schwierig, da sie immer wieder den Verdacht hatte, ich wolle sie loswerden und ins Pflegeheim schicken. Sie hatte sich vorsichtshalber schon verschiedene Heime angesehen und sich auch über die Kosten informiert, war aber nicht bereit hinzugehen. Sie weigerte sich nun nicht mehr nur der Zivildienstleistenden wegen, denen sie aus unerfindlichen Gründen nicht über den Weg traute, sondern weil alle Bewohner dort so krank und hinfällig wären. In späteren Gesprächen stellte sich heraus, dass es die Kränkung war, nun nicht mehr für sich selbst sorgen zu können. Sie fand es äußerst beschämend, sich von einem jungen Mann duschen zu lassen, der sich sonst mit hübschen jungen Frauen unterhält. Sie konnte sich nicht vorstellen, dass ihre Wünsche oder auch eine Weigerung in einem Pflegeheim ernst genommen würden. Sie hatte Angst davor, sich auszuliefern, sich ohnmächtig ganz in die Hände des Pflegepersonals begeben zu müssen.

Nun aber befand sie sich durch die gestiegenen Tumormarker in einer akuten Situation. Die Tumormarker alleine waren aber noch keine ausreichende Erklärung für die anhaltenden Beschwerden, sodass sie auch noch eine internistische Untersuchung vornehmen lies. Bei einer Darmspiegelung wurden zahlreiche entzündete Divertikel festgestellt, sie boten ausreichenden Grund für einen unspezifischen Anstieg der Tumormarker. Die Behandlung dieser Entzündung führte auch zu einem drastischen Rückgang der Tumormarker. Sie konnte wieder zurück in ihre Wohnung. Auch wenn es sie große Überwindung kostete, suchte sie nun doch Kontakt mit den anderen Familien im Haus und war überrascht, wie bereitwillig die Kinder ihr halfen, für sie einkaufen gingen und sich an ihrem Papagei und dem Pudel freuten.

Sie fühlte sich allmählich wieder heimisch. Zur Schmerzambulanz hat sie eine gute und offensichtlich auch tragfähige Beziehung aufgenommen und erfährt dort nun Hilfe bei allen möglichen Schwierigkeiten, da die dortige Ärztin auch psychoonkologisch und palliativmedizinisch bewandert ist und auch in diesem Sinne für sie sorgt. So wird sie noch eine Weile in ihrer eigenen Wohnung leben können und eines Tages ohne Angst vor dem Zivi auf die Palliativstation oder ins Hospiz kommen.

Ums Leben betrogen

Er war Mitte sechzig und hatte gerade seinen Handwerksbetrieb an den Nachfolger übergeben. Ein »Schaffer« war er, wie man in Schwaben sagt, hatte sich mit seinem Geschäft spezialisiert, sodass er über Jahrzehnte hinweg immer Aufträge von großen Firmen hatte. Aufträge, die er manchmal gar nicht alleine erfüllen konnte, sodass er Kollegen dazu nehmen musste. Immer aber war er beschäftigt, hatte kaum Zeit für seine eigenen Interessen und für seine Frau. Die Ehe war kinderlos geblieben, so hatten sie ihre Zeit immer zu zweit verbracht. Sie freuten sich auf die Rente, die sie gemeinsam in seiner Heimat verbringen wollten.

Die Heimat, das war das Haus seiner Eltern in einem kleinen oberschwäbischen Dorf. Sie hatten es renoviert, waren gerade eingezogen, dann kam der Tumor. Er kam so heftig und war schon so weit fortgeschritten, dass die Metastasen die Aussichten ganz wesentlich verschlechterten. Auf die Operation folgte die Chemotherapie mit einer schrecklichen Komplikation, einer Lungenfibrose, die ihm das Atmen schwer machte. Er kam mit seiner Frau keuchend die drei Stufen zur Türe hoch, mit einem Gehwagen, an dem ein Gerät hing, das ihn ständig über eine Brille mit Sauerstoff versorgte, sonst hätte ihm die Luft nicht gereicht. So saß er im Sessel, ein wuchtiger, noch immer muskulöser Mann, schaute mich aus traurigen Augen an und seine Frau berichtete, wie sie jahrzehntelang gearbeitet, und mit welcher Freude sie sich nun auf ihr Alter eingerichtet hatten.

> Ich fragte ihn, was ihn am meisten belastete und ihm am meisten zu schaffen machte. Er antwortete nicht, schüttelte nur den Kopf und zeigte auf seine Frau, die nun ihre Angst vor den bevorstehenden Komplikationen schilderte, die Sorge um ihren Mann und die Befürchtung, er werde die Krankheit womöglich nicht überstehen. Hoffnungslosigkeit klang mit in ihrer Stimme und es war spürbar, dass beide nicht mehr an eine Heilung glaubten. Aber es war noch etwas, es lag eine Spannung in dieser Traurigkeit, eine angespannte Sprachlosigkeit, die wohl nicht nur auf seine Atemschwierigkeiten zurückzuführen war. Ich fragte ihn deshalb direkt, wie es ihm mit dieser Situation erginge, und schilderte ihm, wie es mir gehen würde.
>
> Ich stellte mir vor, dass ich in seiner Situation fürchterlich enttäuscht wäre, enttäuscht darüber, dass ich nach Jahrzehnten fleißiger Arbeit nun um mein Alter und meine Rente betrogen wäre. Ich konnte mir vorstellen, dass es ihm vielleicht ganz ähnlich gehen könnte. Er schaute mich mit großen Augen an, dann brach es aus ihm heraus. Er riss sich die Sauerstoffbrille vom Gesicht, fing an zu schimpfen und polterte die ganze Enttäuschung heraus. Nicht nur die Wut, auch die Traurigkeit, alles kam nun heraus und er hatte nur noch eine einzige Bitte: Wenn er schon nicht

das Leben führen durfte, auf das er sich gefreut hatte, so wollte er doch wenigstens einen gnädigen Tod sterben dürfen. Und er bat mich um ein Medikament, mit dem er seinem Leben ein Ende setzen könnte.

Wer hätte diese Bitte wohl nicht verstanden? Es war nur allzu begreiflich, und die Enttäuschung, das Gefühl, betrogen worden zu sein, stand handfest im Raum, gleichzeitig die Ohnmacht, die Unmöglichkeit, daran etwas zu ändern und die Notwendigkeit, sich in dieses Schicksal zu fügen. Die ohnmächtige Wut, die keine konstruktiven Gefühle mehr zuließ, nur noch Vernichtungsgedanken, nur noch »weg, nur noch raus aus diesem Elend«. Ich verstand seinen Wunsch sehr gut und sagte ihm dies. Gleichzeitig sagte ich ihm aber, dass ich das für eine ungute Lösung halte, dass ich ihm aber verspreche, mit den Schmerztherapeuten und dem Hausarzt nach Lösungen zu suchen.

Nach zwei oder drei Besuchen waren seine Kräfte so weit geschwunden, dass ich ihn zu Hause besuchen musste. Auch die starken Schmerzmittel taten ihr Übriges, sodass er im Bett liegen blieb. Es waren neue Metastasen dazu gekommen, die seinen Zustand wesentlich verschlechterten und den Abfluss einer Niere blockierten. Es blieb ihm letztlich nichts anderes übrig, als sich zu Hause von seiner Frau versorgen zu lassen, mit Medikamenten die Schmerzen in Grenzen zu halten und auf sein Ende zu warten. Es war ein jämmerlicher Zustand und er reagierte nach wie vor mit heftiger Enttäuschung und Wut. Einer Wut, die sich immer wieder auch gegen ihn selbst richtete, mit der Frage, warum er denn nicht früher gemerkt habe, dass da etwas nicht stimmte.

Über weite Strecken bildete diese Wut den Inhalt der Gespräche, und sie weitete sich aus. Erinnerungen tauchten auf, an die vielen Enttäuschungen, die er hatte aushalten müssen, Enttäuschungen durch Mitarbeiter, Ärger über Kunden, die ihre Schulden nicht zahlten, sodass er sein Geld einklagen musste – wenn er es denn wagte zu klagen. Die großen Firmen konnte er nicht angreifen, erst recht nicht die Kirche, wenn sie nicht bezahlte, und jetzt hadere er sogar mit Gott, weil er um sein Alter betrogen werde. Im Erzählen löste er sich und konnte sich allmählich in sein Schicksal fügen, ohne nach dem tödlichen Medikament zu verlangen. Die Schmerztherapie und eine Patientenverfügung, die im Krankenhaus auch ernst genommen wurde, ermöglichten ihm dann einen gnädigen Tod, ein Sterben in Würde, im Beisein eines Krankenhausseelsorgers, der ihn in den letzten Tagen begleitete.

19 Das Ende der tumorspezifischen Behandlung

Viele Patienten erleben die palliative Situation im eigentlichen Sinne erst mit dem Ende der auf den Tumor zielenden Behandlung.

So erging es auch Frau I.N., einer Patientin mit einem metastasierenden Ovarialkarzinom, als sie voller Hoffnung zu mir kam, nun durch Operation und Bestrahlung geheilt zu sein. Aber die Angst führte sie in die Therapie, dass vielleicht doch noch ein Rezidiv oder eine Metastase alle ihre Hoffnungen zunichtemachen könnten. Sie lebte sehr aktiv mit ihrer Familie und hoffte, nun alles überstanden zu haben.

»Wissen Sie, ich bin sowieso die Macherin in der Familie, aber nicht nur dort. Ich bin auch in der Kirchengemeinde aktiv und im Gesangsverein. Das macht mir alles viel Freude und ich möchte das auch alles wieder so wie früher weitermachen. Jetzt wachsen auch meine Haare schon wieder und ich traue mich auch schon wieder ohne Perücke unter die Leute. Wenn bloß nicht immer diese Angst wäre, diese quälende Angst, die mich ständig begleitet. Manchmal kann ich das alles vergessen und denke nicht mehr an meine Krankheit, aber dann schaue ich auf den Kalender und sehe wieder diesen Termin, den ich so fürchte. Es beginnt wieder der Countdown auf den Nachsorgetermin. Manchmal denke ich, ich streiche diese Termine und gehe nicht mehr hin. Wenn die Krankheit dann kommt, dann soll sie halt kommen. Aber das bringe ich dann auch nicht fertig.«
So kam die Patientin ein oder zwei Jahre einigermaßen über die Runden, kam dann aber nach einer solchen Untersuchung völlig verzweifelt wieder. Man hatte ihr nun gesagt, dass erneut Metastasen aufgetreten waren, und überlegte, ob man noch eine Chemotherapie machen solle oder besser darauf verzichte.
»Jetzt wollen die mir die Entscheidung überlassen. Aber ich weiß es doch nicht. Was soll ich denn machen? Soll ich sagen, nein, ich mag nicht mehr. Das schaffe ich nicht und außerdem würde meine Familie das überhaupt nicht verstehen. Die wäre entsetzt. Mein Mann und die Kinder hätten das Gefühl, ich mag nicht mehr leben, will sie verlassen. Ich kann das nicht. Also werde ich noch einmal die Behandlung machen.«
So kam es dann auch. Sie versuchte diese Behandlung noch einmal, litt schrecklich, verlor wieder die Haare, versuchte zwischendurch zu scherzen, wie gut es doch sei, dass sie ihre Perücke noch behalten habe. Bald aber verzichtete sie auf eine Weiterführung der Therapie, da die Tumore weiterwuchsen und ihr auch niemand Hoffnung machen konnte, dass noch irgendeine andere Therapie helfen könnte.
»Nun ist es also so gekommen, wie ich es immer befürchtet habe. Man hat mir gesagt, dass ich auf die Tumorbehandlung nicht mehr zählen könnte, dass sie mich aber nicht im Stich lassen und mir helfen, mit den Folgen des Tumors zurechtzukommen, sobald ich die ersten Einschränkungen erlebe.«

Frau I. N. hat diese Situation sehr gefasst bewältigt, da sie schon in den vorangegangenen zwei Jahren mit dieser Möglichkeit konfrontiert war.

Immer wieder aber kommen Patienten in die Behandlung, die wie aus der Bahn geworfen reagieren, wenn sie hören, dass die tumorspezifische Behandlung beendet wurde. »Jetzt haben sie mich aufgegeben«, ist ein oft gehörter Ausspruch.

Kommen Patienten im Verlauf einer psychoonkologischen Behandlung in diese Situation, so erlebe ich dieses Entsetzen allerdings seltener, vielleicht weil keine der Möglichkeiten ausgeblendet wird und weil dabei die Realität des Todes so greifbar wird, dass sie einen Teil ihres Schreckens verliert.

20 Die Aussöhnung mit dem Ende

Ich möchte den Tod nicht bagatellisieren, auch nicht die Angst vor dem Sterben, es geht mir vielmehr um das Tabu des Todes. Viele Menschen wagen es nicht, über den Tod sprechen. Es gilt der gleiche abergläubische Spruch wie für den Teufel, den man nicht beim Namen nennen kann, ohne ihn heraufzubeschwören: »Wenn man vom Teufel spricht, kommt er.«

So erfand man viele Ersatzbezeichnungen, wie »der Leibhaftige« oder »der Gottseibeiuns«. Auf die gleiche Weise vermeiden wir es auch, Tod und Sterben in aller Klarheit zu benennen, so als wollten wir es nicht heraufbeschwören.

Und was wird dann sein?

So auch die Frau von etwa Mitte sechzig, die zum ersten Gespräch ihren Mann mitbrachte. Er wartete geduldig auf sie im Wartezimmer.

Eine liebe Frau sitzt mir gegenüber, mit sehr lebendigen Augen, wenn auch ihr Gesicht Traurigkeit widerspiegelt und Angst. Es zeigt aber auch eine etwas skeptische Neugier darauf, wie dieses Gespräch wohl verlaufen wird, zu dem ihre Onkologin sie geschickt hat.

Sie spricht nicht viel über ihre Krebserkrankung, einen metastasierenden Tumor im Verdauungstrakt, und spricht nicht viel über die Chemotherapie, die sie doch sehr mitnimmt. Sie spricht von dem Entsetzen, das sie überfiel, als die Onkologin ihr sagte, man plane eine Palliativbehandlung.

Mir wird nicht klar, weder in diesem noch in den späteren Gesprächen, wieweit ihr dieser Begriff erklärt wurde und ob sie vielleicht diese Erklärung in ihrem Entsetzen schon nicht mehr hörte. Vielleicht erinnerte sie sich auch nicht mehr daran. Sie hörte »palliativ« und verstand es als Todesurteil.

> All das berichtet sie sehr klar, sehr gefasst, aber mit vor Angst geweiteten Augen. Mimik und Gestik, Gesicht und Körper sind erfüllt von diesem lähmenden Entsetzen. Sie hört zwar zu, als ich versuche, ihr den Begriff der Palliativbehandlung etwas zu erweitern, versuche, ihn als »nicht heilbar aber behandelbar« zu erläutern. Aber ich spüre, dass ich sie nicht erreiche. Vielleicht versteht sie, was ich sage, aber es hat keine Wirkung.
> Ich versuche, zu erfahren, was genau ihr solche Angst macht: der Gedanke an das Sterben? Die Angst nicht mehr zu leben, nicht mehr teilzuhaben am Leben? Oder der Weg hin zum Tod, die Angst vor dem Leiden und Sterben? Erst diese Fragen kommen bei ihr an. Sie lauscht in sich hinein, versucht erst einmal, sich selbst klar zu werden und sich selbst Antworten zu geben. Dann beginnt sie sehr vorsichtig damit, dass sie auch Angst habe vor dem Weg hin zum Tod, vor dem Leiden und dem Sterben, Angst, die Lungenmetastasen könnten zum Ersticken führen. Sie streift die anderen Überlegungen nur flüchtig, dergestalt, dass sie wohl meint, es

> sei schon schade, wenn sie am Leben nicht mehr teilhaben kann, aber irgendwann müsse sie ja gehen, und sie habe ein schönes Leben gehabt.
> Die Frage, ob sie Angst habe vor dem Tod, dem »Totsein« beantwortet sie nicht, schweigt und wirkt dabei sehr bewegt, sodass ich annehme, sie kann nicht, oder noch nicht, darüber sprechen.

In den folgenden Gesprächen wird spürbar, dass sie sehr gerne kommt und sie betont auch immer wieder, dass die Gespräche sie sehr erleichtern, sodass es ihr danach immer besser geht. Auch ihr Mann nimmt diese Veränderung wahr, freut sich sehr darüber und bringt sie gerne.

Sie kann aber nicht sagen, ob es ihr hilft, dass sie einfach über alles sprechen kann. Sie lacht dann und meint, das könne sie zwar auch mit ihrem Mann, auch mit ihrer Freundin, aber hier sei es etwas anderes. Ich würde gerne weiter fragen, merke aber, dass sie sich wieder etwas bedeckt hält und noch nicht mehr sagen kann oder möchte. So warte ich. Die weiteren Gespräche drehen sich dann wieder vor allem um die Fragen der palliativmedizinischen Möglichkeiten, z. B. wie man eine Schmerzbehandlung durchführt oder was es für Möglichkeiten gibt, zu verhindern, dass man erstickt, wenn es dem Ende zugeht.

Es erstaunt mich, mit welcher Klarheit sie darüber spricht, mit einer Klarheit, die in merkwürdigem Widerspruch steht zu der spürbaren Angst, diesem, den ganzen Raum erfüllenden, Gefühl der Bedrohung. Irgendwann taucht dann immer wieder ihre Freundin in den Gesprächen auf. Eine Frau, mit der sie täglich telefoniert, und die, wie sie mir etwas verschämt berichtet, auch täglich für sie betet. Sie ist dankbar dafür, da sie mit großem Unbehagen an das Jüngste Gericht denkt, an die Frage, wie es ihm Jenseits wohl zugehen wird. Dann zieht sie sich schnell wieder aus dem Gespräch zurück.

> Meine gelegentlichen Andeutungen, dass sie mit großem Respekt vom Jenseits und dem Leben nach dem Tode spricht, bejaht sie, ohne näher darauf einzugehen. Ich spreche mit ihr über das bayerische Theaterstück vom »Brandner Kaspar und dem ewigen Leben«. Sie hat schon davon gehört, hat es aber noch nicht gesehen. Ich bringe ihr deshalb eine DVD mit einer Aufzeichnung des Theaterstückes mit, die sie sich mit eben jener Freundin anschauen wird. Und wieder taucht die Angst vor dem Jenseits auf, jetzt ist sie in der Lage, darüber zu sprechen.
> Sie hat Angst vor dem Jüngsten Gericht, lacht aber bei meiner Frage, ob sie befürchte, dass im großen Buch alles drin stehe, vom Abschreiben in der Schule und all ihren anderen Untaten. Sie kann es sich nicht vorstellen, dass Gott so richten würde, ihr alle Verfehlungen vorhielte, meint auch, dass es so viele nicht sein könnten.

Vor dem nächsten Gespräch habe ich noch etwas Zeit, lese mir meine Notizen durch und frage mich, was sich eigentlich in diesen Stunden abspielte. Ich erlebe immer wieder, wie sie sich im Verlauf des Gespräches löst, wie erleichtert und gut gestimmt sie die Praxis verlässt. Ich sehe aber noch keinen Zusammenhang mit den Inhalten der Gespräche, bis mir klar wird, dass sie selbst ja ihre Erleichterung und das Hilfreiche in der Beziehung auf einer Metaebene beschrieben hat: »Das wir hier über *alles* reden können.«

> In einem dieser Gespräche fasst sie sich ein Herz und erzählt von einem Traum, den sie wie einen Blick ins Jenseits schildert, so wie der Brandner Kaspar ins Paradies hat schauen dürfen. Vorweg bittet sie mich, sie nicht auszulachen, weil sie so kindlich träumt. Sie erzählt dann bildhaft und mit offensichtlicher Freude, dass sie im Traum vom Diesseits ins Jenseits ging, wo ihr der Herrgott entgegen kam, so wie sie ihn sich immer vorgestellt hat. Wie ein gütiger Großvater mit weißem Bart und weißen Haaren, so kommt er auf sie zu, streckt beide Hände aus, mit den Handflächen nach oben, dann wacht sie auf. Die Haltung seiner Hände beschäftigt sie, sie rätselt, ob er sie begrüßen wollte, ob er sie mit den Händen empfangen wollte. Wir sammeln nun Einfälle, wobei sie sich besonders über die Vorstellung freut, es könnte eine Geste sein, so als ob sie ihm ihr Leben zurückgeben sollte und es ihm in die aufgehaltenen Hände legen könnte. Dieser Gedanke gefällt ihr, sie lächelt und meint, sie könne ihr Leben auch mit gutem Gewissen zurückgeben, sie hat etwas daraus gemacht, ist verantwortlich damit umgegangen, hat ihr Leben nicht »verplempert« und sei sich immer ihrer Verantwortung bewusst gewesen. Dann staunt sie, weil es plötzlich so selbstverständlich erscheint, ihr Leben zurückzugeben, voller Dankbarkeit und ohne Angst, dass über sie gerichtet würde. Dass Gott es einfach mit dieser freundlichen Geste zurücknehmen könnte.

Ihr Erstaunen geht über in die Verwunderung darüber, dass man auch mit mir, einem Psychotherapeuten über so etwas reden kann, ohne ausgelacht zu werden und ohne kritische Fragen. Und es wird ihre Sehnsucht spürbar, die sie auch in ihrem freundlichen Wesen zum Ausdruck bringt. Die Sehnsucht nach wohlwollender Akzeptanz, so denken und reden zu dürfen, wie sie es tut, ohne sich rechtfertigen zu müssen, auch in ihrem, wie sie es nennt, »Kinderglauben« respektvoll angenommen zu sein. In diesem Gespräch wird zunehmend deutlicher, dass die Angst vor dem Sterben eine Angst vor dem Jenseits war, die nun an Kraft verloren hat und allmählich der Trauer Raum gibt. Einer Trauer, die Gestalt annimmt, wenn sie sich vorstellt, ihren Mann verlassen zu müssen, ihre Freundinnen nicht mehr zu sehen und an diesem Leben, dass sie so liebt, nicht mehr teilhaben zu können.

Ich bin gespannt, wie die weiteren Gespräche verlaufen werden, habe aber das Gefühl, dass sie schon wesentlich erleichtert ist und sich freut, dass wir über alles reden können, auch über ihren Glauben und den lieben Gott. Das nächste Gespräch wurde von ihrem Mann abgesagt, der mir mitteilte, dass ihr Zustand die Aufnahme ins Pflegeheim notwendig machte. Ich besuchte sie dort, wie versprochen. Die Metastasen hatten zu einer ausgeprägten Gelbsucht geführt, der Bauch war mit Wasser prall gefüllt und sie wartete auf den Arzt, der die Punktion durchführen sollte.

Über meinen Besuch freute sie sich sehr, sagte mir gleich, dass sie sehr, sehr müde sei, und bat mich, einfach eine Weile neben ihr zu sitzen. Zum Sprechen sei sie einfach zu müde, aber »jetzt wird alles gut!« meinte sie, lächelte und zeigte auf den Bauch. »Das meine ich nicht!«, schaute dann nach oben und meinte: »Sie wissen schon.« Sie starb noch am selben Abend, wie ihr Mann ein paar Tage später berichtete, versöhnt und, soweit er es beobachten konnte, ruhig und ohne Angst.

»Ich hätte es so gerne noch miterlebt ...«

Die Patientin war Anfang vierzig und hatte eine kleine Tochter, die noch in den Kindergarten ging und sich schon richtig auf die Schule freute. Es dauerte aber noch ein Jahr bis zur Einschulung und die Patientin musste befürchten, dies nicht mehr zu erleben, da zahlreiche Metastasen im Bauch wiederholt zum Darmverschluss geführt hatten. Sie hatte sich mit der Begrenztheit ihrer Zeit intensiv auseinandergesetzt und sich vergewissert, dass es genügend Möglichkeiten gibt, sie in der letzten Phase so zu versorgen, dass sie ohne Schmerzen und ohne Angst sterben kann. Das Jenseits schreckte sie nicht, aber sie hätte so gerne ihre Tochter ins Leben begleitet und so gerne noch mit ihrer Familie einige schöne Jahre verbracht.

Ihre Traurigkeit und ihre Hoffnung konzentrierten sich auf diesen Zeitpunkt der Einschulung und tatsächlich war der Verlauf ihrer Krankheit so gnädig, der Progress so langsam, dass sie die Einschulung noch mit Tochter und Ehemann feiern konnte, um sich dann ganz bewusst auf das Ende vorzubereiten. Wir sprachen viel darüber und trotz der Traurigkeit darüber, dass sie nun bald gehen musste, war die Freude darüber immer spürbar, dass sie ihre Tochter mit in die Schule hat begleiten können. Ihre Kräfte schwanden rasch und sie erlebte es als sehr liebevolle Aufmerksamkeit ihres Mannes, der ihre Schwäche bemerkte und sie »gehen ließ«.

Sie konnte über das nahende Ende sprechen, die Versorgung der Tochter mit einer Freundin regeln und reagierte dankbar auf die Bemerkung ihres Mannes, sie müsse nun keine Angst haben, zu gehen. Er und die Tochter seien darauf gefasst.

> Sie lächelte und erzählte dann von einer Begegnung mit der Pfarrerin, die sie eingeladen hatte, um mit ihr über den Predigttext bei der Beerdigung zu sprechen. Dabei gab sie der Pfarrerin ein kleines Holzengelchen zurück, das diese ihr ins Krankenhaus mitgebracht hatte. Da dieser Engel der Tochter so gefiel, gab ihn ihr die Pfarrerin zum Geschenk. Die Tochter nahm ihn, bedankte sich mit einem Knicks und gab ihn zurück mit dem Kommentar, an die Pfarrerin gewandt: »Lieb, dass Du mir einen Schutzengel schenkst, aber nimm ihn ruhig wieder mit, denn ...«, und nun wieder an die Mutter gewandt, »... Gell Mamma, wenn du bald im Himmel bist, dann passt Du auf mich auf.«
> Ihre ruhige Art, darüber zu sprechen, bewegte die Pfarrerin so sehr, dass sie sich an diesem Tage nicht mehr in der Lage fühlte, weiter über die Beerdigung zu sprechen. Sie machte einen neuen Termin dafür aus und nahm sich nun die Zeit, mit der

Patientin und ihrer Tochter über Schutzengel und die Zuversicht im Glauben zu sprechen.

Es war spürbar, welche Erleichterung es für die Patientin bedeutete, so über ihr Sterben sprechen zu können. Das Ende kam dann ziemlich rasch, zehn Tage vor ihrem Tod war die Patientin noch bei mir und berichtete mit traurigem Stolz, dass es ihr nun gelungen ist, die Familie ins Leben zu entlassen. Es war im Winter, als sie gemeinsam Reisekataloge anschauten und überlegten, wo im Sommer Vater und Tochter gemeinsam Urlaub machen könnten. Die Möglichkeit, so darüber zu reden, erlebte sie mit großer Erleichterung. Es gab ihr die Freiheit, mit gutem Gewissen ihre Familie zu verlassen.

Es sind zwei sehr unterschiedliche Situationen, die ich in diesen beiden Abschnitten geschildert habe und doch geht es um die gleiche Frage: Wie gestalte ich meinen Abschied aus dem Leben, wie stelle ich mich darauf ein?

Ich glaube nicht, dass es eine »richtige« Art gibt, sich darauf einzustellen, weil dieser Abschied für jeden Menschen anders aussehen muss. Ich denke, dass das Ende ganz gewiss davon bestimmt ist, wie das Leben sich gestaltet hat und was für den Einzelnen im Leben bedeutsam ist. Die Gedanken der älteren Patientin kreisten vor allem um das Jenseits, und was sie dort erwartet, die jüngere Patientin musste mitten aus dem Leben heraus Abschied nehmen von Mann und Tochter und bei einer dritten Patientin erlebte ich diesen Abschied nochmals mit ganz anderen Gewichtungen.

Wann war ein Leben etwas wert?

Sie war achtzehn, sehr temperamentvoll, dabei auch sehr nachdenklich und emotional. Sie litt unter einem Tumor, der als gut behandelbar betrachtet wird, und nach der Primarbehandlung auch als ausgeheilt erschien. Dann kam er mit doppelter Härte zurück und metastasierte unaufhaltsam weiter, sodass er wohl zum Ende führen würde. Dies war ihr bewusst, mehr als ihren Eltern, die es nicht wahrhaben wollten und dem Hausarzt, der als Freund der Familie ständig versuchte, allen eine rosa Brille aufzusetzen. Ihre durch Bestrahlungen verursachten Essstörungen betrachtete er als Magersucht, veranlasste eine Behandlung in einer darauf spezialisierten Klinik, die Patientin aber lehnte es ab, und meinte mit einem besorgten Lächeln, sie sei wohl die Einzige in ihrer Umgebung, die der Wahrheit ins Auge sehe.

Sie wirkte dabei sehr gelassen, auch als ich sie fragte, was sie denn dabei empfinde, wenn sie so klar und ungeschminkt vom Sterben spreche. »Na ja«, meinte sie, »ich lebe unheimlich gerne, finde es sehr schön auf der Welt und kann es eigentlich gar nicht fassen, dass ich schon gehen muss. Aber andrerseits, wenn es schon so ist, dann muss ich eben schon so früh gehen.« Ich fühlte mich etwas tollpatschig, denn als ich meinte, sie sei ja auch noch sehr jung, schaute sie mich mit großen Augen an und meinte »Ja und?« und fuhr fort, »schauen Sie doch mal, ich bin in eine tolle Familie hineingeboren, habe fantastische Eltern und einen Bruder, den ich unheimlich gerne habe. Es ging mir immer gut, in der Familie, im Kindergarten und in der Schule. Ich hatte nie Probleme, hatte immer viele Freundinnen und Freunde, habe mit dem Sportverein viel Schönes erlebt, habe dort Kameradinnen, die mich im Krankenhaus besuchten, jetzt immer bei mir sind und mich überall mit hinnehmen. Ich habe es bisher nur gut gehabt, habe seit zwei Jahren auch einen Freund, mit dem ich erlebt habe, wie schön die Liebe ist. Wenn ich jetzt gehen muss, dann hatte ich achtzehn Jahre ein wunderschönes Leben«. Es klang fast wie ein Aufbegehren, als sie fragte: »Ist denn ein Leben weniger wert, wenn es nur achtzehn Jahre dauert und keine achtzig? Ich finde, ich habe ein gutes Leben gehabt.« Dann lächelte sie, als wollte sie sich entschuldigen für die Entschiedenheit, mit der sie gesprochen hatte.

Ich war überrascht und bewegt, und wusste erst einmal nichts zu sagen. Und das war wohl auch gut so, denn es gab eigentlich nichts mehr zu sagen. Wir waren eine Weile stumm und sie brach dann das Schweigen, indem sie mich bat, ich sollte ihr den Daumen halten, dass sie es noch schafft, mit ihren Freundinnen auf das bevorstehende Volksfest zu gehen. Sie schaffte es noch am letzten Samstag dieses Festes, es war die letzte Kraftanstrengung, denn am nächsten Tag blieb sie im Bett, verabschiedete sich von ihren Eltern und ihrem Bruder und starb am Abend. Ihrer Mutter hatte sie aufgetragen, mich noch anzurufen und mir zu erzählen, dass sie es noch geschafft hatte und mir ihren Dank für die Begleitung auszurichten.

»Ich hatte ein wunderschönes Leben«, so war ihr zusammenfassender Rückblick in ihrem Dank, den sie mir ausrichten ließ, den sie ganz eindeutig an den liebevollen Beziehungen zu ihren Eltern und dem Bruder, zu ihren Freundinnen und dem Freund festmachte.

Die Beispiele dafür, wie es den Patienten gelingt, sich im Gespräch mit ihrem Sterben auseinanderzusetzen, ließen sich nun nach Belieben fortsetzen, jeder schaffte es auf eine andere Weise, gemeinsam aber war allen, dass sie es schafften, dem Tod seinen Stachel zu nehmen, wenn wir darüber sprachen. Und je öfter ich solche Gespräche erlebte, umso weniger Mut kostete es mich, mit den Patienten in diese Gespräche einzusteigen, immer mehr konnte ich mich darauf verlassen, dass sie selbst es versuchen und auch schaffen würden, sich mit ihrem Sterben so zu versöhnen, dass die Hoffnung sich auf ihr nächstes und letztes Ziel richtete, ein Sterben in Würde.

Literatur

Besser LU. Einführung in die Screen-Technik zur Ressourcenentwicklung, Traumaexposition und Traumasynthese. Seminar 26. und 27.03.2004, Schaffhausen.

Egli H. Quantitativ-qualitativ oder der Krieg gegen den Krebs und die Reise ins Krebsland. Diskussionsbeitrag zur Kontroverse qualitativ-quantitativ in der psychoonkologischen Forschung zuhanden der Sektion Psychoonkologie der SAKK 1996. www.hchegli.ch/kriegkrebs.pdf (28. April 2017).

Fischer I, Besseler M, Bojko P, Heim ME, Koller M, Milani V, Riedner C, Rinas N, Rüffer JU, Schneider E, Heußner P, Schlimok G. Zwei Jahre Tumor-Fatigue-Sprechstunde der Bayerischen Krebsgesellschaft e. V. Berlin, Heidelberg: Springer-Verlag 2016.

Gerdes N. Der Sturz aus der normalen Wirklichkeit und die Suche nach Sinn. Ein wissenssoziologischer Beitrag zu Fragen der Krankheitsverarbeitung bei Krebspatienten. 2. Jahrestagung der Deutschen Arbeitsgemeinschaft für Psychoonkologie e. V. 1984, Bad Herrenalb.

Gigerenzer G. Das Einmaleins der Skepsis. Über den richtigen Umgang mit Zahlen und Risiken. Berlin: Berlin Verlag 2002.

Heim E, Augustiny K, Blaser A. Coping with disease. Psychother Psychosom Med Psychol 1983; 33: 35–40.

Heim ME, Weis J. Fatigue bei Krebserkrankungen. Erkennen – Behandeln – Vorbeugen. Stuttgart: Schattauer Verlag 2015.

Herrmann-Lingen C, Buss U, Snaith RP. HADS-D. Hospital Anxiety and Depression Scale – Deutsche Version. Deutsche Adaptation der Hospital Anxiety and Depression Scale (HADS) von R. P. Snaith und A. S. Zigmond. 3. Aufl. Bern: Hans Huber, Hogrefe AG 2011.

Herschbach P, Heußner P. Einführung in die psychoonkologische Behandlungspraxis. Stuttgart: Klett-Cotta 2008.

Kübler-Ross E. Interviews mit Sterbenden. Stuttgart: Kreuz 1971.

Lazarus RS, Launier R. Stress-related transactions between person and environment. In: Pervin LA, Lewis M (Hrsg). Perspectives in Interactional Psychology. New York: Plenum 1978.

Luborsky L. Einführung in die analytische Psychotherapie: Ein Lehrbuch. Göttingen: Vandenhoeck & Ruprecht 1999.

Mehnert A, Miller D, Lehmann C, Koch U. Die deutsche Version des NCCN Distress Thermometers. ZPPP 2006; 54: 213–23.

Moos RH (Hrsg). Coping with life crises: An integrated approach. New York: Plenum 1986.

Mukherjee S. Der König aller Krankheiten. Köln: DuMont 2012.

Picardie RN. Es wird mir fehlen, das Leben. Hamburg: Rowohlt 2007.

Radbruch L, Sabatowski R, Elsner F, Everts J, Mendoza T, Cleeland C. Validation of the German Version of the Brief Fatigue Inventory. J Pain Symptom Manage 2003; 25: 449–58.

Schröder W. Der Feind in meinem Körper. Frankfurt/Main: Mabuse 2005.

Schwarz R. Die Krebspersönlichkeit: Mythos und klinische Realität. Stuttgart: Schattauer 1994.

Schwarz R, Singer S. Einführung Psychosoziale Onkologie. Stuttgart: UTB 2008.

SIO (Society for Intergrative Onkologie). SIO 2009 Practice Guidelines 2013.

Stiftung Deutsche Krebshilfe. Fatigue. Chronische Müdigkeit bei Krebs. Die blauen Ratgeber 51. Bonn: Deutsche Krebshilfe 2016.

Temel JS, Greer JA, Muzikansky A, Gallagher ER, Admane S, Jackson VA, Dahlin CM, Blinderman CD, Jacobsen J, Pirl WF, Billings JA, Lynch TJ. Early Palliative Care for Patients with Metastatic Non-Small-Cell Lung Cancer. N Engl J Med 2010; 363: 733–42.

Weis J, Heckl U, Brocai D, Seuhte-Witz S. Psychoedukation mit Krebspatienten – Therapiemanual für eine strukturierte Gruppenintervention. Stuttgart: Schattauer 2006.

WHO (World Health Organization). WHO Definition of Palliative Care 2013. www.who.int/cancer/palliative/definition/en/ (28. April 2017).

Sachverzeichnis

A

Akutbehandlung 93–101
- Komplikationen 95–97
- Rehabilitation 98–101
- Vorbereitung 93–94

Angstneurose 30
Arbeitsbeziehung, Aufbau/Entstehung 12
Arztbriefe/Atteste 133–136
Aussöhnung mit dem Ende 140, 147–152
- Angst vor dem Sterben 147–150
- Hoffnung/Traurigkeit 150–151
- Leben, lebenswertes 151–152

B

Befindlichkeiten, Befund 29
Behandlungsauftrag 10
Behandlungsfolgen/-komplikationen 103–110
- akute 95–97

Behindertenstatus 134–135
- Anerkennung 135

Belastungen/Belastungsreaktionen 10, 29–35
- Anerkennung 14–15
- Bewältigungsmöglichkeiten 14–15
- derzeit stärkste 49–50
- Fünf-Schritte-Gespräch 10
- HADS (Hospital Anxiety and Depression Scale) 29–30
- des Patienten 28–32
- Schmerzstärke, Ermittlung mittels Schmerzskala 30
- seelische 29, 114
- des Therapeuten 31–35

Belastungsmesser 30–31
Berentung 135
Beschwerden, empathisches Eingehen 19–21
Bewältigungsstrategien s. Coping
Beziehung, therapeutische, hilfreich erlebte 17
BFI (Big Five Inventory), Fatigue, tumorassoziierte 113

C

Carcinoma (Krebs) 3
Coping 10, 15, 37–44
- Affektabspaltung 42
- affektive Steuerung 42
- Aktivismus 41
- aktuelle Situation 37
- Akzeptanz 43–44
- Angst aushalten 42
- aus der Not eine Tugend machen 39
- Aussöhnung und Trauer 43
- Autonomiekurse 78
- Bemühen um Information und Hilfe 40
- das Beste daraus machen/dem Ganzen Sinn geben 38–39
- bewertungsorientiertes 37–40
- Depression 43–44
- emotionale Entladung 43 44
- emotionsorientiertes 38, 42–44
- Flucht 41
- Gelassenheit/Gleichgültigkeit 42
- Handeln, problemlösendes 41
- handlungsorientiertes 37
- Hoffnung aufrechterhalten 42
- Indolenz 42
- kognitive Umdefinition 38–39
- kognitives Vermeiden 39–40
- logische Analyse 38
- narzisstische Verluste, Ersatz 41
- narzisstischer Selbstläufer 41–42
- Notwendigkeiten, realistische, akzeptieren 41
- Persönlichkeitsstruktur 37
- problemorientiertes 38–42
- Rationalisieren/Intellektualisieren 38
- Regression, maligne 43

Coping
- Resignation 43–44, 135, 138
- Rückmeldung, würdigende 15-16
- Sachlichkeit 40
- Starre, rigide 42
- Streben nach neuen Aufgaben 41–42
- unkritisches Einholen von Informationen 40
- vernünftig sein 38
- Verzweiflung zeigen 43

D

Depression 10, 31, 43–44, 104, 113
- Belastungsmesser 31
- Coping 43–44
- HADS (Hospital Anxiety and Depression Scale) 29

Diagnose/Diagnostik 55–59
- Das-Meiste-gar-nicht-Hören-und-sofort-Vergessen 63
- gestern und heute 55–56
- Mitteilung (breaking bad news) 53, 55, 61–65
- Nicht-wahrhaben-Wollen 63
- Nur-in-Teilen-Verstehen 63
- Überbringer der schlechten Nachricht 61–63
- zweite 64–65

E

EMDR (Eye Movement Desensitization and Reprocessing) 128

Empathie 19–21
- Aufmerksamkeit, wohlwollende 19–20
- Fähigkeit, sich abzugrenzen 19
- Gefühlslogik 21
- Perspektivenwechsel, Bereitschaft 19
- Taktgefühl, notwendiges 20
- Warten auf den richtigen Zeitpunkt 20–21

empathisches Verständnis 47

Enttäuschung, Rezidiv 138

Erstgespräch, psychoonkologisches s. psychoonkologisches Erstgespräch

F

Fatigue, tumorassoziierte 111–115
- BFI (Big Five Inventory) 113
- Defizitbenennungen 113
- Empfehlungen 112–113
- geistige Ebene 112
- HADS (Hospital Anxiety and Depression Scale) 113
- körperliche Ebene 111–112
- medikamentöse Therapie 114
- Psychoedukation 113–114
- seelische Dauerlasten 114
- seelische Ebene 112
- Tagesaktivitäten, eingeschränkte 111

Fatigue-Tagebuch 114

Fragen 73–85
- nach Hilfe 16

G

Galen 3

Gefühl(e)
- der Leere 105
- kennen keine Abstraktionen 24–25
- kennen keinen Widerspruch 24
- kennen nur zeitlich-assoziative, keine kausalen Zusammenhänge 25–27
- konkretistische 24
- verschiebbare 27–28
- verstehen keine Verneinung 24–25
- zeitlich nicht gerichtete 27

Gefühlslogik 23–28
- darauf eingehen 21
- Empathie 21
- Merkmale 23–24
- Primärprozess 23

Gespräch, strukturiertes s. strukturierte Gespräche

Gesucht-und-Gefunden-Werden 25

Gesundheitsbewährung 134

Gutachten 133–136

H

HADS (Hospital Anxiety and Depression Scale) 29–30
- Fatigue, tumorassoziierte 113
Heilsteintherapie 123–126
Hilfsmöglichkeiten, alternative/ ergänzende 40

I

imaginative Verfahren 45
integrative Onkologie 40, 125

K

körperliche Probleme, Belastungsmesser 31
Krankheitsphobie 32
Krebs(erkrankung)
- Abhängigkeit/Nachgiebigkeit als Ursache 74–76
- Akzeptanz 43–44
- Aussöhnung mit dem Ende 140, 147–149, 151–152
- Autonomiekurse 78
- Behandlungsfolgen 94, 103–110
- Einfluss auf das Krankheitsgeschehen 73
- Enttäuschung vom Leben/ Betrogenheitsgefühl 143–144
- erste Begegnung 7–17
- Ertragen mit Gelassenheit 89–91
- Gedanken/Einstellungen, destruktive/falsche 75
- genetische Ursachen 74
- Konkretisierung 50, 117
- Kontakt zu Freunden 108–110
- kränkende Erlebnisse in der Vorgeschichte 105
- Leeregefühl 105
- Leiden des Patienten, Abgrenzung 32
- Metastasen 137–138
- Mythos 3–5, 55
- Nachuntersuchungen 7, 55, 117
- als psychosomatische Krankheit 78–80
- Remission 117–136
- Rezidiv 137–138
- Selbstwahrnehmung(sübung) 106–107
- Sinnfrage 80–83
- Small Talks 108
- als Strafe 76–77
- tumorspezifisches Behandlungsende 145–146
- Unsicherheit der menschlichen Existenz, Akzeptanz 33
- Verdachtsdiagnose 55–59
- verletzende Wirkung 105
- Verleugnung/Verdrängung der Gefahr 39–40
- Wegbegleiter 4
- Wegstrecken 4–5, 44
- Wertlosigkeitsgefühl 99, 105–107
- Wertschätzung, eigene 105
Krebspersönlichkeit 77–78

L

lerntheoretische Überlegungen 45

M

Medizinischer Dienst der Krankenkassen 135
Metastasen 137–138
Müdigkeit, chronische s. Fatigue, tumorassoziierte
Mundbereich, Entzündungen 31

P

Palliation/palliative Onkologie 4, 139–144
- körperliche Befindlichkeit 141
- Schmerzambulanz 141–142
Panikattacken 30
Patient(en)
- Belastungen/Belastungsreaktionen 29–32
- Bemühung um Bewältigung 46
- Erleben durch den Therapeut 46

Patient(en)
- Gesprächseröffnung 11
- hadert mit früheren kritischen Situationen 48
- Ressourcen 51
- schwierige Situationen, früher erlebte und überstandene 48–49
- Wegbegleiter/-strecken 4–5

Patient-Therapeut-Interaktion
- Konfrontation, gemeinsame, mit den Grenzen des Machbaren 35
- problematische 33–34, 46
- projektive Identifikation 46

Problematisieren 30
Prognose 17, 67–71
- Information, hilfreiche 69
- Leben mit Besuchervisum 69–70
- Leben mit der Unsicherheit 70–71
- offene 67–68
- Plan für die Zukunft 68
- Sicherheit, scheinbare 67–68

projektive Identifikation 46
Psychoedukation, Fatigue, tumorassoziierte 113–114
psychoonkologische Behandlung/ Begleitung 10, 125
psychoonkologisches Erstgespräch 7–17
- Gesprächseröffnung 11

Psychotherapie bei neurotischen Erkrankungen 47–48

R

Raucher, Überbringen der schlechten Nachricht 61–62
Rehabilitation 98–101
Remission 117–136
- alte Erinnerungen/Wunden brechen auf 126–129
- Angst, bleibende 117–120, 122, 126
- Arztbriefe, Atteste und Gutachten 133–136
- EMDR (Eye Movement Desensitization and Reprocessing) 128
- Ernährungsumstellung 124
- Heilsteintherapie 123–126
- Lebensqualität, Verbesserung 124
- Positionswechsel (vom Ende her leben) 129–133
- psychoonkologische Behandlung 125
- Selbstbestimmung, informationelle 133–136
- Therapiemöglichkeiten, alternative 120–124

Rentenansprüche 135–136
Resignation 43–44, 51, 129, 135, 138
Ressourcen 10, 15–16, 35, 45, 113
- körperliche, persönliche bzw. soziale 15
- des Patienten 51

Retraumatisierung 9
Rezidiv 137–138
- Chaoserleben 137–138
- Enttäuschung 138

Rollstuhlempfehlung, Überbringen der schlechten Nachricht 62–63
Rückmeldung, würdigende 7–8, 11–12, 14–16

S

Schmerzen 31, 96–97
- am ganzen Körper 96–97, 140
- Erinnerung unterdrücken 39
- Intensität 30
- Stärkeermittlung mittels Schmerzskala 30
- unerträgliche 80

Schweigepflichtentbindung 134
seelische Belastungen 29, 114
seelische Leistung des Patienten 15
Selbstbestimmung, informationelle 133–136
Selbsthilfe 40
Selbstwertgefühl, Beeinträchtigung 29
Sozialdienst des Krankenhauses, Beratung 135
strukturierte Gespräche 7–17
- Ablauf 11–17
- Behandlungsauftrag 10
- Belastungen 10
- Belastungsreaktionen 10
- Beziehungsaufbau 12
- Coping 10, 15
- Elemente 49–50

- Erläuterungen 9–11
- Fokussierung 10
- Gesprächseröffnung 11–12
- in fünf Schritten 7–16
- Ressourcen 10
- Rückmeldung, würdigende 7–8, 12, 14–16
- Situation des Therapeuten 45–48
- Situationsschilderung 10
- Symptome, zusammengetragene 9
- therapeutische Beziehung 10
- Übertragung 10
- weitere 45–51
- Ziele/Zielvorstellung 9, 16–17, 45

T

Theodizee 84–85
Therapeut
- Bedrohlichkeit der Krankheit 68
- Belastungen/Belastungsreaktionen 32–35
- Erfahrungen, eigene, Mobilisierung 32–33
- Erleben des Patienten 46
- Fatalismus, tätiger 35
- Gesprächseröffnung 11–12
- Gestimmtheit 47
- Kommunikation, unbewusste, Teufelskreis 34–35
- lerntheoretische Überlegungen 45
- Risikoabschätzung, individuelle, Unmöglichkeit 68
- Selbstschutz 47
- Situation 45–48
- tiefenpsychologische Überlegungen 45
- Wegbegleiter/-strecken 4–5

therapeutische Beziehung 10
- hilfreich erlebte 17

Therapieentscheidung 80, 87–91
- Chemotherapienutzen 87–88
- Zweit- oder Drittmeinung 88–89

tiefenpsychologische Überlegungen 45
Traumatisierung 9
Tumorfatigue s. Fatigue, tumorassoziierte
tumorspezifische Behandlung, Ende 145–146

U

Übelkeit 31
- Erinnerung unterdrücken 39

Überbringer der schlechten Nachricht 61–63

V

Verdachtsdiagnose 4, 55–59
Vermeiden, kognitives 39–40

W

Wegstrecken 4–5
Wiedereingliederungsmaßnahmen 135

Z

Ziele/Zielvorstellung 9, 16–17, 45